ABHANDLUNGEN
AUS DEM BUNDESGESUNDHEITSAMT
HEFT 6

DIE BLUTGRUPPEN ALS BEWEISMITTEL IM VATERSCHAFTSPROZESS

SAMMLUNG VON GUTACHTEN

VON

DR. MED. H. PETTENKOFER
WISSENSCHAFTL. OBERRAT IM BUNDESGESUNDHEITSAMT

MIT EINEM ANHANG:
RICHTLINIEN FÜR DIE AUSFÜHRUNG GERICHTLICHER BLUTGRUPPENUNTERSUCHUNGEN

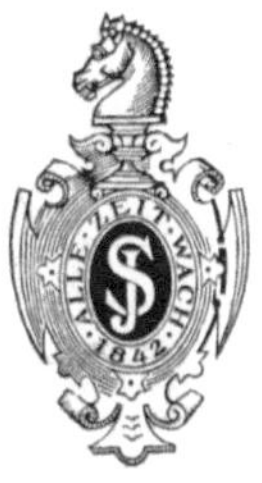

SPRINGER-VERLAG
BERLIN · GÖTTINGEN · HEIDELBERG
1963

Dipl.-Ing. Dr. techn. KARL HEINZ FASOL
Dozent an der Technischen Hochschule Wien

ISBN-13: 978-3-540-02935-9 e-ISBN-13: 978-3-642-92850-5
DOI: 10.1007/978-3-642-92850-5

Library of Congress Catalog Card Number 68-13 225

Titel-Nr. 9225

Vorwort

In den letzten Jahren wurde das Bundesgesundheitsamt immer häufiger ersucht, Grundsatzgutachten über den Beweiswert von Blutgruppenmerkmalen, die seit 1950 in die Begutachtung einbezogen wurden, z. B. die Merkmale des Rhesus-Blutgruppensystems oder die Merkmale Kell, S und Duffy, in gerichtlichen Vaterschaftssachen zu erstatten oder zu Fragen Stellung zu nehmen, die mit der Erstattung von Blutgruppengutachten in Zusammenhang stehen. Ferner war mehrfach zu Fragen Stellung zu nehmen, die sich aus dem Gesetz über die Entschädigung von Zeugen und Sachverständigen ergaben. Nur wenige dieser Gutachten wurden bisher in Fachzeitschriften veröffentlicht. Da sich die Ersuchen der Gerichte häufig bei gleicher Fragestellung wiederholen, erscheint es angebracht, die Gutachten gesammelt der Öffentlichkeit zugänglich zu machen. Dies geschieht in der Hoffnung, die Arbeit der Gerichte, Rechtsanwälte und der Amtsvormundschaften zu erleichtern.

Die Richtlinien für die Ausführung gerichtlicher Blutgruppenuntersuchungen, die auch dem Richter, dem Rechtsanwalt oder dem Amtsvormund nützliche Hinweise geben können, wurden angefügt, da sie unerläßliche Grundlage der Sachverständigentätigkeit sind.

Inhaltsverzeichnis

Anhang

Der Beweiswert von Blutgruppengutachten, die sich auf die Annahme einer gesetzmäßigen Vererbung der Bluntuntergruppen A 1 und A 2 stützen*

Schon zehn Jahre nach der Entdeckung der Blutgruppen des 0AB-Systems durch LANDSTEINER im Jahre 1901 berichteten v. DUNGERN und HIRSZFELD (1911), daß bei Absorption eines Anti-A-Serums mit einer entsprechenden Menge von Blutkörperchen gewisser A-Individuen ein Agglutininrest zurückblieb, der die Blutkörperchen gewisser anderer A-Individuen agglutiniert, aber nicht die zur Absorption benützten oder mit diesen gleichartigen Blutkörperchen. Daraus schlossen die Autoren, daß sich im Serum von 0- und B-Individuen zwei Arten von Agglutinin finden und daß die Blutkörperchen aller A-Individuen mit einem gemeinsamen Rezeptor (Antigen) ausgestattet sind, daß aber die Blutkörperchen eines großen Teiles der A-Individuen außerdem noch einen besonderen Rezeptor enthalten, der einem kleineren Teil der Individuen vom A-Typ fehlt.

Auch von anderer Seite wurde in den folgenden Jahren bestätigt, daß es „stärkere" A-Blutkörperchen mit einer reichlicheren und „schwächere" A-Blutkörperchen mit einer mehr sparsamen Ausstattung an Rezeptoren gibt. Es wurde die Frage erörtert, ob der Unterschied zwischen den „starken" und den „schwachen" A-Blutkörperchen rein quantitativer Natur sei oder ob es sich um einen qualitativen Unterschied handle. Die grundlegend wichtige Frage, ob es sich um eine genetisch bedingte oder nur um eine modifikatorische Verschiedenheit handelt, wurde 1926 durch LANDSTEINER und seine Mitarbeiter WITT und LEVINE dahin entschieden, daß das Anti-A zwei verschiedene Fraktionen enthält, von welchen die eine, α_1 genannt, schwächer „avid" ist und so gut wie gar nicht von „schwächeren" A-Blutkörperchen gebunden wird, dagegen ohne jede Schwierigkeit von den „starken". Die andere Antistoff-Fraktion, α genannt, kann von allen A-Blutkörperchen gebunden werden und mit ihnen reagieren, wenn freilich auch die „starken" A-Blutkörperchen stärker binden als die „schwachen". Außerdem fanden die Autoren ein sogenanntes „Extraagglutinin" α_2, das sich gelegentlich im Serum von Individuen mit starken A-Blutkörperchen findet und elektiv die schwachen A-Blutkörperchen agglutiniert. Seit dieser Arbeit wird der starke A-Typ A_1 und der schwache A_2 genannt. Auch fand man, daß es gelegentlich im Serum von A_2-Individuen „Extraagglutinin" α_1 gibt, das die A_1-Blutkörperchen agglutiniert. Die Trennung zwischen den beiden Typen A_1 und A_2 konnte mit der dadurch gewonnenen Methodik ziemlich gut durchgeführt werden, doch fanden sich immer wieder „intermediäre" Typen.

Familienuntersuchungen am Landsteinerschen Institut in New York sowie von LAUER, dazu Mutter-Kind-Untersuchungen von MORVILLE ergaben die ersten Hinweise auf die Erblichkeit des Unterschiedes zwischen A_1 und A_2. Aber erst FRIEDENREICH und WOORSAE gelang mit Hilfe der quantitaven Absorptionsfähigkeit des A-Blutes gegenüber einem Anti-A-Serum, das durch Verdünnung auf einen entsprechenden Titer eingestellt war, eine scharfe Scheidung der beiden

---

* Das Gutachten wurde 1953 im Auftrag des BGA von Prof. Dr. v. VERSCHUER erstattet.

A-Typen. Mit dieser Methodik durchgeführte Familienuntersuchungen in Kopenhagen zeigten, daß die Vererbung aller Wahrscheinlichkeit nach als von zwei Genen bedingt aufgefaßt werden muß. Diese Gene werden heute allgemein als A_1 und A_2 bezeichnet. Sie sind zu den beiden anderen Genen des 0AB-Systems, 0-B, allel. Es gibt also genetisch keinen A-Typus ohne Indexbezeichnung. Die sich daraus ergebende Reihe von multipel allelen Genen hat sich somit aus der ursprünglichen Form

$$B = A > 0 \text{ erweitert zu der Reihe } B = A_1 > A_2 > 0$$

Nach dieser Hypothese können somit Eltern, die beide dem A_2- oder A_2B-Typ angehören, keine Nachkommen vom A_1-Typ bekommen, während Eltern des A_1-Types sehr wohl Kinder des A_2-Typs haben können. Wenn ein Elter oder beide Eltern vom A_1-Typ sind und ein Kind vom 0-Typ haben, können sie kein Kind vom A_2-Typ bekommen, da in diesem Fall der A_1-Typ bei den Eltern $A_1$0 sein muß und somit A_2 nicht vorhanden sein kann. Aus der elterlichen Kombination $A_1B \times A_2$ müssen die Kinder vom AB-Typ A_2B sein und alle Kinder vom A-Typ A_1. So gibt es mehrere typische Kombinationen mit bestimmt zu erwartenden Kindertypen, die zur Prüfung der Hypothese der vier multipel allelen Gene dienen.

Alle weiteren Untersuchungen, die in zahlreichen Instituten und in verschiedenen Ländern durchgeführt wurden, haben eine volle Bestätigung dieser Vererbungshypothese ergeben. Es sind vor allem die umfangreichen Familienforschungen des Kopenhagener Instituts durch O. THOMSEN und seine Mitarbeiter FRIEDENREICH und ZACHO, WORSAAE und ELMENHOFF sowie NIELSEN. Außerdem nennt THOMSEN in seinem Beitrag zum Handbuch der Erbbiologie des Menschen noch WAALER, WIENER und ROTHBERG, WOLFF und JONSSON, AKUNE, KLOPPSTOCK, BLINOV, MUSTAKALLIO. Weiterhin sei verwiesen auf die Familien- und Zwillingsuntersuchungen von DAHR und Mitarb. in Deutschland, von TAYLOR und PRIOR in England, von FURUHATA und MATSUNAGA in Japan sowie von ANDRESEN (1947) in Dänemark. Nach ANDRESEN umfassen die bisherigen Erbuntersuchungen über das A_1-A_2-System 2500 Familien mit etwa 3300 Kindern, durch die die angenommene Vererbungsweise bestätigt wird.

Von den Menschen des A-Typus gehören etwa $^4/_5$ zu A_1 und $^1/_5$ zu A_2. Daneben findet man mit einer Häufigkeit von etwa 1 auf 1000 einen noch schwächeren A-Typus, der von FRIEDENREICH (1936) als A_3 bezeichnet worden ist und sich durch Familienuntersuchungen als ein abgesonderter Typus erwiesen hat. 1940 fanden GAMMELGAARD und MARCUSSEN unter 60 000 Blutproben einen noch schwächeren A-Typus, dem sie die Bezeichnung A_4 gaben. HIRSZFELD und AMZEL wollen sogar noch weitere Untergruppen annehmen und die Serie von multipel allelen Genen auf 14 Glieder vermehren, doch können diese weiteren Unterteilungen hier außer Betracht bleiben, da es sich um äußerst seltene und wissenschaftlich noch nicht anerkannte Typen handelt. Die führenden Lehr- und Handbücher nehmen aber doch fünf A-Typen (A_1, A_2, A_3, A_4, A_5) an. Da jedoch A_3 bis A_5 außerordentlich selten sind, kommen praktisch nur die beiden Typen A_1 und A_2 in Frage.

Die Existenz der beiden Bluttypen A_1 und A_2 und ihre erbliche Bedingtheit in der eben gekennzeichneten Weise haben in der ganzen wissenschaftlichen Welt einmütige Anerkennung gefunden. Von RACE und SANGER wird die Erblichkeit der Bluttypen des A_1A_2B0-Systems als „beyond any doubt" bezeichnet. Ganz in dem gleichen Sinn finden wir die Erblichkeit der Blutgruppen dargestellt in den beiden bedeutenden amerikanischen Werken von STERN „Principles of Human Genetics“, San Francisco 1950, sowie von GATES „Human Genetics“, New York 1948. Auch TAGE KEMP bezeichnet sie als eine unzweifelhaft feststehende wissenschaftliche Theorie. Die gleiche Ansicht vertreten in Frankreich KHERUMIAN sowie RUFFIÉ (1953). Alle maßgeblichen Autoren sind einmütig der Meinung, daß die Erblichkeit des A_1-A_2-Typus als gesicherter Erfahrungssatz der wissenschaftlichen Forschung gelten kann. Ausnahmen machen nur die bereits erwähnten seltenen weiteren Untergruppen A_3, A_4 und A_5. Keine Einmütigkeit besteht darüber, ob es sog. intermediäre Typen zwischen A_1 und A_2 gibt. Die einen Autoren halten solche unsicheren Zwischentypen für möglich, die anderen glauben, auch hier eine klare Grenze zwischen A_1 und A_2 ziehen zu können. Auf jeden Fall lassen sich solche „intermediäre“ Typen ohne weiteres erkennen, und wenn man sie als ungesicherte Fälle aus der Beurteilung ausschließt, bleiben die klar geschiedenen beiden Bluttypen A_1 und A_2, die in gleicher Weise als feste Erbtypen anzusehen sind wie etwa die Bluttypen B und 0.

Ausnahmen von der Vererbungsregel für die Bluttypen A_1 und A_2 sind in der ersten Zeit beschrieben worden, aber diese Angaben sind sicherlich auf methodische Mängel zurückzuführen. In dem neuen Schrifttum finden sich keine derartigen Ausnahmen mehr. Sie hätten sonst sicher ausgiebige Erörterung gefunden. Auch LAUER und DAHR bestätigen die eindeutige serologische Typisierung von A_1 und A_2 und die strenge Gesetzlichkeit der Vererbung. Vor allem ist auf die Tatsache hingewiesen worden, daß bei den serologischen Gutachten in den letzten 20 Jahren seit Kenntnis der Erblichkeit der A_1-A_2-Typen und ihrer Bestimmung kein einziger Fall veröffentlicht worden ist, der dieser Vererbungsregel widerspräche. Und wenn solche Ausnahmen von der Vererbungsregel zwischen Mutter und Kind nicht zu beobachten sind, kann für die Beziehung zwischen Vater und Kind dieselbe Gesetzmäßigkeit der Vererbung angenommen werden.

Als Ausnahmen von der Gesetzmäßigkeit des Erbgangs einer Erbanlage kommen theoretisch in Frage: 1. Komplikationen des Erbgangs durch Mitwirkung anderer Erbanlagen, 2. Komplikationen des Erbgangs durch Mitwirkung von peristatischen Einflüssen, 3. Mutative Veränderung der Erbanlagen.

Zu 1: Alle bisherigen Untersuchungen haben für die Erbanlagen der Bluttypen des 0AB-Systems keinerlei Abhängigkeit von irgendwelchen anderen Erbanlagen, von der Konstitution des Organismus oder von Krankheiten ergeben, wenn wir von ganz seltenen Erscheinungen, wie sie in dem Fall von HASELHORST und LAUER bekannt geworden sind, absehen. Während andere Erbanlagen eine z. T. starke Abhängigkeit in der Manifestierung von weiteren Erbanlagen zeigen, ist das bei den Erbanlagen der Bluttypen des 0AB-Systems nicht der Fall. Zahlreiche mit dieser Fragestellung durchgeführte Untersuchungen bestätigen dies.

Zu 2: Die Ausbildung der A_1- und A_2-Typen hat sich auch als unabhängig von irgendwelchen äußeren Einflüssen erwiesen. Nach Vollendung des ersten Lebensjahres sind die Bluteigenschaften so ausgereift, daß sie zuverlässig bestimmt werden können.

Zu 3: Die Vererbungswissenschaft hat Methoden ausgearbeitet zur Bestimmung der Häufigkeit von Mutationen einzelner Gene. Dabei ergeben sich große Unterschiede: Es gibt Gene, die leicht mutieren und andere, die außerordentlich selten mutieren. Deshalb schwanken die errechneten Mutationsraten zwischen Werten von 1 : 10 000 bis 1 : 1 000 000 pro Gen und Generation. Die Blutgruppengene gehören sicher zu den stabilen Genen, es hätten sich sonst bei den zahllosen Mutter-Kind-Untersuchungen Ausnahmen finden müssen. Daß dies nicht der Fall ist, beweist die hohe Stabilität der Blutgruppengene. Die mutative Veränderung ist also auf Grund unserer genetischen

Erkenntnisse als Möglichkeit wohl zuzugeben, sie ist aber ganz sicher ein so außerordentlich seltenes Ereignis, daß es außerhalb des Bereichs der praktischen Erwägungen gestellt werden darf.

Danach dürften von Seiten der Vererbungswissenschaft die Voraussetzungen dafür gegeben zu sein, daß man die Vererbungsregeln der Bluttypen A_1 und A_2 als Erfahrungssätze von absolutem Beweiswert ansehen darf. Etwas anderes ist jedoch die einwandfreie serologische Diagnostik der beiden Bluttypen. DAHR hat in der 6. Auflage seines Buches „Technik der Blutgruppen- und Blutfaktorenbestimmung" (1952) eine methodische Anleitung gegeben und die Fehlermöglichkeiten diskutiert. Er stellte dabei fest: „Das Schwierige bei der A-Untergruppen-Diagnostik scheint mir darin zu liegen, daß wir keinen absoluten Maßstab dafür haben, wann ein Blut als der Untergruppe A_1 bzw. A_2 zugehörig angesehen werden kann." Er fährt fort: „Die Diagnose A_1 und A_2 erscheint umso sicherer, mit je mehr verschiedenen Methoden die Untersuchung erfolgt; bei etwaigen widersprechenden oder unklaren Ergebnissen mit gewissen Methoden ist dann das Ergebnis der Absorption, die unter Mitführung von Kontrollen A_1 und A_2 durchgeführt werden muß, ausschlaggebend."

LAUER äußerte sich in einem am 10. 3. 1953 dem Landgericht Bielefeld erstatteten Gutachten dahin, daß die Person des Sachverständigen, seine Erfahrung, Gewissenhaftigkeit der Untersuchung und Vergleichsuntersuchungen mit zahlreichen einwandfreien und frischen Blutproben entscheidend sind. Auch muß das Kind das erste Lebensjahr vollendet haben. Bei eindeutiger Bestimmbarkeit von A_1 und A_2 kommt der Feststellung absoluter Beweiswert zu.

Die Einstellung der medizinischen Wissenschaft und der Gerichtspraxis in den übrigen westeuropäischen Ländern und in Nordamerika zur Frage der Verwendung der Bluttypen A_1 und A_2 für den Ausschluß der Vaterschaft ist durch folgende Hinweise charakterisiert: Das gerichtsmedizinische Institut der Universität Kopenhagen nimmt in einem von ihm herausgegebenen Merkblatt folgende Stellung ein[1]:

„Schlußfolgerungen betreffend das A_1A_2-System werden nur gezogen, wenn ganz typische Reaktionen für A_1 und A_2 vorliegen. Liegen typische Reaktionen für A_1 und A_2 vor, dann kann die Möglichkeit für eine Vaterschaft, die unvereinbar mit dem A_1A_2-System wäre, als sehr schwach angesehen werden. Man kann jedoch nicht mit absoluter Sicherheit ausschließen, daß A_1 und A_2 in sehr seltenen Fällen verwechselt werden können (obwohl die Wahrscheinlichkeit dafür als äußerst gering angesehen werden muß, wenn alle nicht typischen Fälle unbeachtet bleiben). Diese Möglichkeit kann weiterhin vermindert werden, sobald es für die schließliche Lösung der Sache wichtig erscheint, da die allgemeine Untersuchung mit besonderen, ergänzenden Untersuchungen verbunden wird, die jedoch erst vorgenommen werden sollten, wenn das Kind ein Jahr alt ist" Die Richtlinien fahren fort: „Auf Grund gewisser Sondereigenschaften der Gruppe AB verbunden mit der relativ geringen Erfahrung, die auf diesem kleinen Gebiet vorliegt, muß die Diagnose A_2B sowohl aus technischen als auch theoretischen Gründen als weniger sicher betrachtet werden als die Diagnose A_2 (wohingegegen die Diagnose A_1B für mindestens ebenso sicher angesehen werden kann wie die Diagnose A_1). Ist eine Vaterschaft unvereinbar mit dem A_1A_2-System, weil einer

[1] Übersetzung aus dem Dänischen durch Herrn GÖRAN LINDSTRÖM.

der Partner der Gruppe A_2B angehört (während es möglich gewesen wäre, wenn der Betreffende der Gruppe A_1B angehört hätte), sollte man — bis mehr Erfahrung gesammelt ist — nicht diese Vaterschaft für so unwahrscheinlich ansehen, daß man wagen dürfte, entscheidendes Gewicht auf das Resultat der Blutgruppenuntersuchung in solchen Fällen zu legen." Das Kopenhagener Institut bemerkt bei der Übersendung seines aus dem Jahre 1947 stammenden Merkblattes, daß demnächst eine Neubearbeitung vorgesehen sei. TAGE KEMP, Kopenhagen, betont in seinem 1951 erschienenen Buch „Genetics and Disease" (S. 179) in bezug auf die Anwendung der Blutgruppen für den Vaterschaftsnachweis, daß ein Ausschluß mit einer so großen Sicherheit vorgenommen werden kann, wie er bei irgendeiner biologischen Methode möglich ist.

RACE und SANGER schließen sich darin in bezug auf die A_1-A_2-Typen der vorsichtigen Stellungnahme des Kopenhagener Instituts an.

Für USA kann die Stellungnahme von STERN (1950) in seinem bereits erwähnten Werk als typisch bezeichnet werden. Danach ist die Rechtslage in den einzelnen Staaten recht verschieden. Als Beispiel vermerkt er die Bestimmung des Staates New York, wonach Mutter, Kind und als Vater in Anspruch genommener Mann verpflichtet sind, sich einer Blutgruppenuntersuchung zur Feststellung der Vaterschaft zu unterziehen. Er fügt hinzu: „With the slight uncertainty in regard to A_1 and A_2, they are usually not introduced for evidence in medicolegal cases."

KHERUMIAN (Frankreich) vermerkt, daß die Kenntnis der Untergruppen A „augmente considérablement les chances d'exclusion de paternité". Danach werden die in Frage kommenden Ausschlußmöglichkeiten im einzelnen behandelt, ohne daß von irgendwelchen Ausnahmen gesprochen wird.

Der Überblick über das beste einschlägige Schrifttum des Auslandes zeigt, daß auch in anderen Ländern die Blutgruppen einschließlich der Bluttypen A_1 und A_2 für den Vaterschaftsausschluß Verwendung finden. Mit einer Revision der noch aus dem Jahre 1947 stammenden vorsichtigen und zurückhaltenden dänischen Stellungnahme darf wohl gerechnet werden, zumal nach dem heutigen Stand der serologischen Technik unsichere oder fragliche Fälle klar hervortreten und von den deutlich abgrenzbaren typischen Fällen sich absondern lassen. Damit ist die Möglichkeit gegeben, die Bestimmung der typischen A_1-A_2-Bluteigenschaft mit der gleichen Sicherheit zu bewerten wie die Bestimmung der B- und 0-Eigenschaft.

Was die Beweiskraft eines Ausschlusses mit den A-Untergruppen im Hinblick auf das Erfordernis der „offenbaren Unmöglichkeit" im Sinne des BGB betrifft, so schließe ich mich der Darlegung von DAHR in der 6. Auflage seines Buches „Technik der Blutgruppen- und Blutfaktorenbestimmung" auf Seite 252/53 an. Danach haben das Institut Robert Koch in Berlin und das Reichsgesundheitsamt in einer früheren gutachtlichen Stellungnahme eine Wahrscheinlichkeit für die Richtigkeit der Vererbungsweise des betreffenden Blutgruppensystems von 99,8 %, also größer als 500 : 1, verlangt. DAHR nimmt an, daß hinsichtlich des A-Untergruppen-Systems 70 000 Mutter-Kind-Verbindungen untersucht werden müßten, um 500 Mutter-Kind-Verbindungen zu erwarten, bei welchen eine Unverträglichkeit in bezug auf die Vererbung der A_1- und A_2-Typen hätte vorkommen können. DAHR glaubt, daß eine so hohe Untersuchungszahl seit 1931, nachdem THOMSEN die A_1- und A_2-Typen in die Bersteinsche Theorie dem multiplen Allelie einbezogen hat, erreicht worden sei, und da seitdem keine mit dieser Theorie unvereinbare

Mutter-Kind-Kombination gefunden bzw. veröffentlicht seien, schließt er, daß das nach der Forderung des Reichsgesundheitsamtes notwendige Untersuchungsgut heute vorliege, wenn auch keine statistische Auswertung der umfangreichen Erfahrungen der zahlreichen serologischen Untersuchungsstellen erfolgt sei. Er hat deshalb keine Bedenken, „eine mit den A-Untergruppen ausschließbare Vaterschaft als offenbar unmöglich im Sinne des Gesetzes zu bezeichnen". Er fügt dann gleich die schon weiter oben erwähnten Voraussetzungen an in bezug auf Methodik und klare Diagnostik der Typen. – Auch PONSOLD nimmt in seinem Lehrbuch der Gerichtlichen Medizin (1950) auf Seite 374 den gleichen Standpunkt ein.

Beweisfrage:

Ist bei einem Ausschluß der Vaterschaft auf Grund der Blutgruppenmerkmale M und N die Bestätigung durch einen Zweitgutachter erforderlich?

Die Blutgruppenmerkmale M und N wurden gegen Ende der 30er Jahre in das Vaterschaftsausschlußgutachten einbezogen. In der ersten Zeit waren durch technische und methodische Schwierigkeiten nicht selten Fehlermöglichkeiten bei der Bestimmung der Merkmale M und N gegeben, wobei auch das schwache Merkmal N_2 eine gewisse Rolle spielt. Deshalb ordnete der RMdI für bestimmte Fälle die Erstattung eines Zweitgutachtens an. Auszugsweise heißt es in dem Erlaß des RMdI vom 17. 4. 1939 – IV f 859/39/4396 –, abgedruckt in der Arbeitsanweisung für die Ausführung gerichtlicher Blutgruppenuntersuchungen, Berlin 1940:

„Die Durchsicht mir eingesandter Aktenvorgänge wie auch sonstiger Vorgänge der letzten Zeit hat mich veranlaßt, den Herrn Reichsminister der Justiz zu bitten, die Oberlandesgerichtspräsidenten und Generalstaatsanwälte auf die Notwendigkeit hinzuweisen, in allen Fällen, in denen sich der Ausschluß der Vaterschaft auf das Fehlen von N gründet, also:

a) das Kind nur das Merkmal N besitzt, bei dem als Erzeuger in Betracht kommenden Mann aber kein N gefunden wurde, oder
b) das Kind die Merkmale M und N aufweist und weder bei der Kindesmutter noch bei dem als Erzeuger in Betracht kommenden Mann ein Merkmal N gefunden wurde, oder
c) der als Erzeuger in Betracht kommende Mann nur das Merkmal N besitzt, aber bei dem Kinde kein Merkmal N gefunden wurde,

und weiterhin in allen Fällen, in denen der Gutachter die Vaterschaft eines bestimmten Mannes zwar ausschließen zu können glaubt, diese Annahme aber mit Rücksicht auf das Vorhandensein eines schwachen A zweifelhaft sein kann, eine nochmalige Überprüfung der Blutgruppenbestimmung durch einen Sachverständigen als Obergutachter vornehmen zu lassen.

Der Herr Reichsminister der Justiz hat meiner Bitte entsprochen und die in Frage kommenden Gerichte mit A.V. vom 20. März 1939 – 3470 — IVb² 357 — mit entsprechenden Weisungen versehen. Ich ersuche, den Gutachtern die Verpflichtung aufzuerlegen, in allen einschlägigen Fällen am Schluß ihres Gutachtens darauf hinzuweisen, daß es zu einem der vorgenannten vier Fälle gehört und daß daher die Beibringung eines Obergutachtens erforderlich ist. Ein Hinweis auf die Notwendigkeit der Einforderung eines Obergutachtens ist weiterhin auch in das Gutachten aufzunehmen, wenn nach dem Blutgruppengutachten ein Verdacht eines Meineides besteht."

Inzwischen bietet die Bestimmung der Merkmale M und N und auch die Erkennung des schwachen Merkmals N_2 nicht mehr so erhebliche Schwierigkeiten. Es kann deshalb auf das Zweitgutachten im Ausschlußfalle im allgemeinen verzichtet werden. Soweit hier bekannt, ist das Zweitgutachten nur noch im Lande Baden-Württemberg obligatorisch.

In den neuen Richtlinien für die Ausführung gerichtlicher Blutgruppenuntersuchungen des Bundesgesundheitsamtes wird ein Zweitgutachten bei einem Ausschluß nach M oder N nicht mehr verlangt (vgl. Anhang S. 53).

Falls der Sachverständige seine Befunde im MN-System mit mindestens je 2 selbst absorbierten Testserum-Abgüssen gewonnen und durch quantitative Absättigungsversuche gesichert hat, erscheint die Einholung eines Zweitgutachtens unter den heutigen Verhältnissen nicht mehr erforderlich.

Beweiswert des MNSs-Systems in gerichtlichen Vaterschaftssachen

Das Blutgruppenmerkmal S als Beweismittel in gerichtlichen Vaterschaftssachen

Das Blutgruppenmerkmal S wurde 1947 in Australien entdeckt. Bei genaueren Untersuchungen in England stellte es sich bald heraus, daß es eng an die Merkmale M bzw. N gekoppelt ist und mit diesen zusammen vererbt wird. Die Koppelung zwischen MN und Ss ist vergleichbar eng wie die Koppelung der Rhesusmerkmale Cc, D und Ee untereinander.

Die Merkmale S und s werden zusammen mit den Merkmalen M bzw. N nach den Mendelschen Regeln vererbt. Die Vererbung erfolgt wie bei MN kombinant. Liegen also die Merkmale S und s zusammen vor, so sind sie auch im Erscheinungsbild nebeneinander nachweisbar. Bei der Geburt sind die Merkmale S und s bereits voll ausgebildet.

Das Serum, mit dem man das korrespondierende Merkmal s nachweisen konnte, wurde 1951 in den USA gefunden.

Mit den Testseren Anti-S und Anti-s können die Erscheinungsbilder S, Ss und s festgestellt werden, die den Erbbildern S/S (reinerbig S), S/s (mischerbig) und s/s (reinerbig) entsprechen.

Im Jahre 1953 wurde ein weiteres, bisher nur bei Negern und auch bei diesen nur äußerst selten vorkommendes Merkmal S^u beschrieben. Bis jetzt fanden sich unter 1607 untersuchten Negern 14 Personen vom Typ S^u/S^u. Die Blutkörperchen dieser Personen reagierten negativ sowohl mit Anti-S als auch mit Anti-s Serum. Ein Testserum zum direkten Nachweis des Merkmals S^u existiert bisher nicht. Deshalb ist es zur Zeit noch nicht möglich, festzustellen, ob ein Neger oder ein Mischling reinerbig S/S oder mischerbig S/S^u ist bzw. ob er reinerbig s/s oder mischerbig s/S^u ist. Wenn auch in der weißen Rasse bisher keine Person des Typs S^u gefunden wurde, so muß doch damit gerechnet werden, daß sich das

Merkmal S^u -- wenn auch in äußerst seltenen Fällen -- hinter den Erscheinungsbildern S-positiv s-negativ (S) oder S-negativ s-positiv (s) verbirgt. Aus diesem Grunde ist es zur Zeit nicht statthaft, sogenannte Reinerbigkeitsausschlüsse (z. B. Kind reinerbig S/S, in Anspruch genommener Mann s/s oder umgekehrt) vorzunehmen. Denn man kann, wie oben ausgeführt, zur Zeit nicht unterscheiden, ob eine Person S/S oder S/S^u ist bzw. ob eine Person s/s oder s/S^u ist. Ein Mann des Typs s/S^u kann aber sehr wohl der Erzeuger eines Kindes S/S^u sein, wenn die Kindesmutter ein Merkmal S vererben kann. Reinerbigkeitsausschlüsse sind in Deutschland bisher auch nicht möglich, weil Testserum Anti-s noch nicht allgemein zur Verfügung steht. Testseren Anti-S sind zur Zeit in guter Qualität in den notwendigen Mengen vorhanden. Die Technik der Untersuchung des Blutgruppenmerkmals S ist methodisch nicht mit besonderen Schwierigkeiten verbunden. Sie ist weitgehend identisch mit der Technik der Bestimmung der Rhesusmerkmale.

Da die Vererbung der Merkmale des MNSs-Blutgruppensystems aber nach Mendel kombinant erfolgt, muß ein Merkmal S, das beim Kind nachzuweisen ist, zumindest bei einem der Eltern ebenfalls nachweisbar sein. Es besteht demnach bezüglich der Merkmale S und s nur eine Ausschlußmöglichkeit. Ein Mann kann nicht der Erzeuger eines Kindes mit dem Merkmal S sein, wenn er kein Merkmal S besitzt und auch die Kindesmutter nicht Trägerin dieses Merkmals ist (sogenannter klassischer Ausschluß):

Ausschluß nach S/s

Kind	Mutter	in Anspruch genommener Mann
S-positiv (S oder S+)	S-negativ (ss oder S−)	S-negativ (ss oder S−)

Auf Grund der bekannten Häufigkeitsverteilung der Merkmale S und s unter der Bevölkerung Mitteleuropas bietet das Merkmal S sehr hohe Ausschlußchancen, in der Höhe etwa vergleichbar mit den Merkmalen M bzw. N.

Beweiswert des Merkmals S

Theoretisch ergibt sich der Beweiswert eines Blutgruppensystems (z. B. AB0, A-Untergruppen, MN-System, Rhesussystem) aus der statistischen Auswertung von Familien-Reihenuntersuchungen, wobei man unterstellt, daß alle Untersuchungen methodisch und technisch richtig durchgeführt wurden. Es darf dabei unter einer bestimmten Anzahl von Familien keine Abweichung vom angenommenen Erbgang auftreten. Das Robert Koch-Institut hat vor 1939 auf Ersuchen des RJM festgelegt, wie groß das auf eine bestimmte Blutgruppe untersuchte Familiengut sein muß, um eine entsprechende Bewertung in gerichtlichen Vaterschaftsgutachten zuzulassen (AB. d. RJM v. 20. 1. 1939 (3470-IV b^2 68) — Deutsche Justiz S. 349; AB. v. 10. 8. 1936 (Dt. Just. S. 1221): RdErl. d. RuPrMdI u. d. RJM vom 26. 5. 1937 (Dt. Just. S. 1134): AB. v. 26. 2. 1938 (Dt. Just. S. 323)).

Fußend auf einer Zusammenstellung des damaligen Direktors der Serologischen Abteilung, Prof. W. Fischer, der alle gerichtlichen Blutgruppengutachten aus Deutschland erfaßt hatte (Veröffentl. a. d. Gebiet d. Volksgesundheitsdienstes *56* (1943), S. 173), wurde bei einer Abweichungsrate von 1 : 25 (Wahrscheinlichkeit von 96 Prozent) die Bewertung „Vaterschaft unwahrscheinlich", bei einer Abweichungsrate von 1 : 100 bis 1 : 200 (Wahrscheinlichkeit von 99 Prozent) die Bewertung „Vaterschaft sehr unwahrscheinlich“ und erst bei einer Abweichungsrate von 1 : 500 (Wahrscheinlichkeit 99,8 Prozent) die Bewertung „Vaterschaft offenbar unmöglich“ zugelassen. Die Abweichungsraten und die Wahrscheinlichkeitsprozente errechnen sich aus der Verteilung des betreffenden Blutgruppensystems in der Gesamtbevölkerung sowie aus der Anzahl der untersuchten Familien, bei denen keine Abweichung vom Erbgang gefunden werden darf. Dies gilt, wie nochmals betont sei, nur für methodisch einwandfreie Untersuchungen.

In der Literatur (zusammengestellt bei RACE und SANGER: Die Blutgruppen des Menschen, Stuttgart 1958) finden sich 426 methodisch und technisch einwandfrei untersuchte Fälle, die zur statistischen Sicherung des Erbganges des Merkmals S zu verwerten sind. Es handelt sich um 289 Erbgänge aus Elternpaarungen ss × ss, aus denen keine S-positiven Kinder stammen können (sog. kritische Familien). Der Erwartung gemäß waren auch alle 289 Kinder S-negativ. Weiterhin sind 164 Erbgänge aus 83 Familien zu verwerten, die mit Anti-S und Anti-s untersucht wurden. Auch hier fand sich keine Ausnahme vom erwarteten Erbgang. Von diesem Untersuchungsgut müssen 27 Fälle abgezogen werden, da diese bereits in der erstgenannten Untersuchungsreihe enthalten waren. Im ganzen wurden nach dem Schrifttum bisher 1199 Kinder aus 529 Familien untersucht. Darunter fand sich keine Abweichung vom erwarteten Erbgang, und die Häufigkeitsverteilung der kindlichen Merkmale entsprach der statistisch errechneten Erwartung. HERBICH untersuchte darüber hinaus 202 Mutter-Kind-Paare mit Anti-S und Anti-s (Institut für Gerichtliche Medizin der Universität Wien). Unter diesem Untersuchungsgut befanden sich 119 sog. kritische Verbindungen (reinerbige Mütter des einen Typs dürfen keine gegenteilig reinerbigen Kinder des anderen Typs haben). Auch hier wurde keine Abweichung vom erwarteten Erbgang gefunden. PROKOP (Institut für Gerichtliche Medizin der Humboldt-Universität Berlin) untersuchte weitere 6 kritische Familien (ss × ss) mit 11 Kindern, die ebenfalls entsprechend der Erwartung alle S-negativ waren.

Somit liegen mindestens 556 gesicherte, statistisch verwertbare Erbgänge vor. Auf der ganzen Erde ist mit Sicherheit inzwischen ein viel größeres Familiengut untersucht worden. Da viele Untersuchungen nicht publiziert werden, gehen diese der statistischen Verwertung verloren. Hätte sich jedoch inzwischen eine Abweichung vom erwarteten Erbgang gefunden, so wäre sie bestimmt veröffentlicht worden. Eine solche Veröffentlichung existiert nicht.

Es besteht zur Zeit also eine statistische Sicherung des Erbganges des Blutgruppenmerkmals S von mindestens 1 : 556. Die Anforderung des Robert Koch-Institutes zur Zulassung der Bewertung „Vaterschaft offenbar unmöglich“ ist damit bereits überschritten unter der Voraussetzung, daß alle diese 556 Fälle technisch und methodisch korrekt untersucht wurden, was unterstellt werden muß, da es sich um Forschungsfälle handelt, die von international anerkannten Fachserologen untersucht wurden. Da darüber hinaus wissenschaftlich erwiesen ist, daß die Merkmale S und s in absoluter Verbindung mit den Merkmalen M bzw. N vererbt werden, deren Erbgang seit nunmehr 25 Jahren absolut gesichert ist, kann einem Ausschluß auf Grund des Merkmals S die Bewertung „Vaterschaft offenbar unmöglich“ im Sinne des Gesetzes beigelegt werden. Dies gilt jedoch nur für die sog. „klassischen“ Ausschlüsse, nämlich nur dann, wenn das Kind ein

Merkmal S besitzt, das der Kindesmutter und dem in Anspruch genommenen Mann fehlt.

Der Beweiswert eines Blutgruppenmerkmals gründet sich weiterhin auf die Sicherheit der Methode und der technischen Durchführung der Untersuchung. Die Bestimmung des Merkmals S bietet in dieser Hinsicht keine größeren Schwierigkeiten als die Bestimmung der Merkmale des Rhesussystems. In den Richtlinien des Bundesgesundheitsamtes für die Ausführung gerichtlicher Blutgruppenuntersuchungen (vgl. Anhang) ist das Merkmal S noch nicht enthalten, da seine Bestimmung in Deutschland zur Zeit der Ausarbeitung der Richtlinien noch nicht üblich war. Wird vom Sachverständigen jedoch der in den Richtlinien enthaltene Satz befolgt: „Merkmale anderer Systeme sind sinngemäß nach den für die bisher aufgeführten Blutgruppensysteme geltenden Grundsätzen zu untersuchen“, so ist eine weitgehende Sicherheit dieser Untersuchung gewährleistet. Vorerst empfiehlt es sich jedoch, im Falle eines Ausschlusses auf Grund des Merkmals S ein Zweitgutachten von einem weiteren Sachverständigen einzuholen. Werden von diesem die Befunde des Erstgutachters bestätigt, so hat ein Ausschluß einer Vaterschaft auf Grund des Merkmals S eine Beweiskraft im Sinne der im Gesetz geforderten offenbaren Unmöglichkeit der Vaterschaft.

Kostenerstattung für die Bestimmung der Blutgruppenmerkmale Kell, P, S und Fy^a

In dem als Bestandteil des Gesetzes zur Änderung und Ergänzung kostenrechtlicher Vorschriften vom 26. 7. 1957 (Bundesgesetzbl. I S. 861) erlassenen Gesetz über die Entschädigung von Zeugen und Sachverständigen (ZuSEG) sind die Untersuchungen der Merkmale Kell, P, S und Fy^a noch nicht aufgeführt. Da diese Untersuchungen jedoch Beweismittel mit erheblichem Beweiswert darstellen, kann nach dem heutigen Stand der Wissenschaft auf die Untersuchung dieser Merkmale nicht verzichtet werden. wenn dem Sachverständigen die entsprechenden Testseren zur Verfügung stehen.

Zur Frage der Kostenerstattung für Blutgruppenmerkmale, die vom Sachverständigen untersucht werden, und die — da sie neue Beweismittel darstellen — noch nicht in der Anlage zu § 5 ZuSEG aufgeführt sind, hat die Kommission des Bundesgesundheitsamtes zur Neubearbeitung der Richtlinien für die Ausführung gerichtlicher Blutgruppenuntersuchungen wie folgt Stellung genommen:

Für die Bestimmung der Merkmale Rh und ähnlicher Faktoren ist je Merkmal eine Vergütung von 10,– DM vorgesehen. Bei der Blutprobe einer Person darf jedoch dabei die Summe höchstens 50,– DM betragen. Diese Begrenzung der Gebühren erscheint auf die Dauer untragbar, falls der Begriff „ähnliche Faktoren“ neben dem Merkmal C^w z. B. auch auf die Merkmale P, Kell und Duffy angewendet werden soll, wie dies bereits von verschiedenen Gerichten praktiziert wird. Von diesen Merkmalen gehört nur das Merkmal C^w zu den Merkmalen C, c, D, E und e des Rhesussystems. Die heute bereits vielfach untersuchten Merkmale P, Kell und Duffy sind dem Rhesussystem genauso unähnlich wie z. B. die Merkmale ABO oder MN, die im Gesetz getrennt aufgeführt werden. Hierzu werden in den nächsten Jahren wahrscheinlich noch weitere Merkmale kommen. Bei der jetzigen Begrenzung würde das eine Gebühr von 6,— DM bzw. 5,— DM für das einzelne Merkmal bedeuten. Diese erscheint angesichts der hohen Kosten für die Testseren im Vergleich zu der Gebühr für eine MN-Bestimmung viel zu gering. Die Begrenzung der Gesamtgebühr auf 50,— DM könnte zur Folge haben, daß kein Sachverständiger im Blutgruppengutachten andere Merkmale als die des ABO-, MN- und CDE-Systems verwerten wird, da er sonst die Unkosten nicht tragen kann. Die derzeitige Kostenregelung erscheint geeignet, die weitere Entwicklung des blutgruppenserologischen Vaterschaftsgutachtens, insbesondere seine Ausdehnung auf weitere Merkmale, erheblich zu behindern.

...

Wie aus den Preislisten der Herstellungsfirmen von Blutgruppentestseren hervorgeht, betragen die Kosten für 1 ccm Testserum Anti-S oder Anti-Fy^a je 27,50 DM bis 30,— DM. Die Kosten liegen damit erheblich über den Preisen für Testseren zur Bestimmung der Merkmale des Rhesussystems.

Nach alledem ist ein Entgelt von 8,— DM für gerechtfertigt zu halten. Dem Grunde nach ist es neben den im Katalog von Nr. 7 der Anlage zu § 5 ZuSEG aufgeführten Gebühren anzuerkennen; hinsichtlich der Höhe, die durch den verlangten Betrag beschränkt ist, steht die Angemessenheit außer jedem Zweifel. Die Vergütung ist je Blutgruppenmerkmal und je untersuchte Person zu berechnen.

Beweiswert des Blutgruppenmerkmals P in gerichtlichen Vaterschaftssachen

Im Interesse größerer Klarheit und einer besseren Übersichtlichkeit wird im folgenden die alte, bisher in gerichtlichen Vaterschaftssachen übliche Nomenklatur verwendet. Die in der speziellen blutgruppenserologischen Forschung seit 1958 eingeführte Nomenklatur bleibt unberücksichtigt.

Das Blutgruppenmerkmal P wurde bereits im Jahre 1927/28 entdeckt. Ebenso früh fand man, daß es sich — unabhängig von anderen Blutgruppen — nach Mendel dominant (überdeckend) vererbt. 1951 fand man ein weiteres Merkmal im Blutgruppensystem P, das Merkmal Tj^a, das jedoch praktische Bedeutung in gerichtlichen Blutgruppengutachten nicht erlangen wird und das auch den Erbgang und die Untersuchungsmethode des Merkmals P nicht beeinträchtigt.

1958 wurde ein weiteres sehr seltenes Merkmal im P-System entdeckt, das Merkmal P^k. Blutproben des Erscheinungsbildes P^k werden durch alle Anti-P-Seren verklumpt. Das Merkmal P^k wird nach Mendel rezessiv vererbt. Es wird also von den Merkmalen P und p überdeckt.

Das Merkmal P wird nachgewiesen mit Hilfe von Testserum Anti-P. Das Serum kann von Menschen gewonnen werden, die P-negativ (p) sind oder von Tieren, vorzugsweise Schweinen, Pferden und Rindern. Die Beschaffung von Testseren Anti-P bereitet keine Schwierigkeiten.

Das Merkmal P liegt jedoch in verschiedenen Stärkegraden vor. Im allgemeinen bezeichnet man diese mit P-stark, P-mittelstark und P-schwach. Blutproben P-stark reagieren unter grobkörniger Verklumpung mit Anti-P, Blutproben P-schwach mit feiner Verklumpung. Über die Vererbung dieser Stärkegrade des Merkmals P bestehen noch immer keine einheitlichen Anschauungen, sie ist also nicht gesichert. Außerdem sind offensichtlich die Übergänge von P-schwach zu P-negativ fließend. Deshalb fordern einige Autoren (PROKOP, PETTENKOFER und NAGEL: Ztschr. f. Hygiene *136* (1953) S. 610), daß nur solche Personen mit Sicherheit als P-negativ (p) bezeichnet werden können, in deren Serum sich Anti-P nachweisen läßt. Blutproben mit sehr schwacher P-Eigenschaft zeigen diese zumindest nach Fermentbehandlung der Blutkörperchen. Man kann diese Methode also zur Stützung des Befundes verwenden. Diese Methode ist jedoch nur brauchbar, wenn sie von einem außerordentlich erfahrenen und mit ihr vertrauten Sachverständigen angewendet wird, da die Testseren leicht unspezifisch reagieren und eine schwache Reaktion zeigen können, die dann als schwache P-Reaktion fehlgedeutet werden kann.

Weiter hat das Blutgruppenmerkmal P die Eigentümlichkeit, daß es sich erst im Verlauf der ersten Lebensjahre voll ausprägt. Kinder mit einer Erbanlage P-schwach können deshalb in den ersten Lebensjahren als P-negativ erscheinen. Die Erbanlage P-stark kann dementsprechend häufig auch erst im Verlauf der ersten Lebensjahre voll ausgeprägt werden. Diese Tatsache beeinflußt auch die Statistiken über den Erbgang des Merkmals P. Die späte volle Ausprägung des Merkmals P kann zwar nicht zu einem falschen Ausschluß beim gerichtlichen Blutgruppengutachten führen, dies Phänomen kann jedoch ein Gutachten insofern beeinflussen, als ein Ausschluß übersehen werden kann.

Ausschlußmöglichkeiten:

Da es kein Testserum gibt, das die anderen Merkmale des P-Systems nachweisen läßt, besteht bezüglich des Merkmals P nur eine Ausschlußmöglichkeit: Wenn die Kindesmutter P-negativ ist, also das Merkmal P nicht aufweist, das Kind jedoch stark P-positiv ist, also das Merkmal P aufweist, so muß das starke Merkmal P des Kindes von dessen Erzeuger vererbt worden sein. Als Erzeuger eines stark P-positiven Kindes einer P-negativen Mutter sind also alle Männer auszuschließen, die das Merkmal P nicht aufweisen, also P-negativ sind.

Aus den oben angeführten Gründen heißt es in den „Richtlinien für die Ausführung gerichtlicher Blutgruppenuntersuchungen" (Bundesanzeiger Nr. 106 vom 3. 6. 1960): „*Die Bestimmung des Merkmals P.* Sie erfolgt mit 2 Anti-P-Seren. Es ist zu empfehlen, je ein tierisches und ein menschliches Anti-P-Serum zu verwenden. Bei Ausschlüssen im P-System müssen die in Frage kommenden Blutproben sämtlich mit denselben Anti-P-Seren untersucht worden sein.

Zur Kontrolle sind bekannte schwach P-positive Blutkörperchen und ein bekanntes sicher P-negatives Blut mitzuführen.

Nur gesicherte Befunde, wenn nämlich die Blutkörperchen des Kindes stark P-positiv reagieren und die Erwachsenen gesichert P-negativ sind, dürfen im Gutachten ausgewertet werden. Die beste Sicherung eines P-negativen Befundes ist der Nachweis eines Anti-P im Serum des Probanden. Bei der Untersuchung auf das Merkmal P und der Auswertung dieser Befunde sollten sich die Gutachter vorläufig Zurückhaltung auferlegen."

Gerichtlicher Beweiswert des Merkmals P

Theoretisch ergibt sich der Beweiswert eines Blutgruppensystems (z. B. AB0, A-Untergruppen, MN-System, Rhesus-System) aus der statistischen Auswertung von Familien-Reihenuntersuchungen, wobei man unterstellt, daß alle Untersuchungen methodisch und technisch richtig durchgeführt wurden. Es darf dabei unter einer bestimmten Anzahl von Familien keine Abweichung vom angenommenen Erbgang auftreten.

Das Robert Koch-Institut hat in den Jahren vor dem Kriege auf Ersuchen des RJM festgelegt, wie groß das auf eine bestimmte Blutgruppe untersuchte Familiengut sein muß, um eine entsprechende Bewertung in gerichtlichen Vaterschaftsgutachten zuzulassen (AB. d. RJM vom 20. 1. 1939 (3470 – IV b^2 68) – Deutsche Justiz S. 349; AB. v. 10. 8. 1936 (Dt. Just. S. 1221); RdErl. d. RuPrMdI u. d. RJM v. 26. 5. 1937 (Dt. Just. S. 1134); AB. v. 26. 2. 1938 (Dt. Just. S. 323)).

Fußend auf einer Zusammenstellung des seinerzeitigen Direktors der Serologischen Abteilung, Prof. W. Fischer, der alle gerichtlichen Blutgruppengutachten aus Deutschland erfaßt hat (Veröffentl. a. d. Gebiet d. Volksgesundheit *56* (1943) S. 173), wurde bei einer Abweichungsrate von 1 : 25 (Wahrscheinlichkeit von 96 %) die Bewertung „Vaterschaft unwahrscheinlich“, bei einer Abweichungsrate von 1 : 100 bis 1 : 200 (Wahrscheinlichkeit von 99 %) die Bewertung „Vaterschaft sehr unwahrscheinlich“ und erst bei einer Abweichungsrate von 1 : 500 (Wahrscheinlichkeit von 99,8 %) die Bewertung „Vaterschaft offenbar unmöglich“ zugelassen. Die Abweichungsraten und die Wahrscheinlichkeitsprozente errechnen sich aus der Verteilung des betr. Blutgruppensystems in der Gesamtbevölkerung sowie aus der Anzahl der untersuchten Familien, bei denen keine Abweichung vom Erbgang gefunden werden darf.

Da die übrigen Testseren für das P-System fehlen, kann für solche Untersuchungen die sogenannte Mutter-Kind-Statistik nicht angewendet werden. Statistische Untersuchungen zum Erbgang des Merkmals P müssen sich also auf die Untersuchung bekannter *Familien* beschränken. Auswertbar sind zudem nur die sogenannten „kritischen Familien“. Dabei handelt es sich um Familien, bei denen sowohl die Blutkörperchen der Mutter als auch die des Vaters mit Anti-P negativ reagieren, d. h. beide Elternteile dürfen das Merkmal P nicht aufweisen.

Aus diesen Familien dürfen nur Kinder stammen, die ebenfalls das Merkmal P nicht aufweisen, deren Blutkörperchen also mit Anti-P negativ reagieren.

Nach den neuesten Literaturangaben (Race und Sanger: Die Blutgruppen des Menschen, Stuttgart 1958) wurden bisher wissenschaftlich korrekte Untersuchungen an 1535 Familien mit 4362 Kindern veröffentlicht. Darunter befinden sich 96 „kritische“ Familien mit 280 Kindern. Unter diesen Kindern waren jedoch wider Erwarten 5 Kinder P-positiv. Bei einem der Kinder wurde Unehelichkeit durch eine Vererbungsunmöglichkeit bezüglich der Merkmale Cc des Rhesus-Systems nachgewiesen, bei 3 Kindern wurde Unehelichkeit zugegeben und bei einem war sie zu vermuten.

Die Anforderungen des Robert Koch-Institutes für die Bewertung eines Vaterschaftsausschlusses allein auf Grund des Merkmals P mit „Vaterschaft offenbar unmöglich“ im Sinne des Gesetzes sind demnach noch nicht erfüllt.

Beweiswert eines Vaterschaftsausschlusses auf Grund der Rhesus-Merkmale

Das Rhesus-Blutgruppensystem umfaßt die Merkmalspaare C und c, D und d, E und e sowie F und f. Das Rhesusstandardmerkmal D wurde im Jahre 1939 entdeckt. Ihm folgten in den Jahren bis 1948 die übrigen Merkmale. Die neuerdings gefundenen Merkmale F und f spielen im Vaterschaftsgutachten noch keine Rolle. Mit Ausnahme des Merkmals d, für das noch kein Testserum zur Verfügung steht, sind alle Merkmale des Rhesussystems mit den entsprechenden Testseren direkt nachweisbar. Bei der Geburt sind die Merkmale bereits voll ausgebildet.

In den letzen Jahren entdeckte man zu den Rhesusmerkmalen einige recht selten vorkommende Varianten oder abnorme Merkmale, nämlich C^w, C^x, C^u, C^*, D^u, E^u und E^w. Diese Untertypen sind nur mit speziellen Testseren oder mit Hilfe komplizierter Untersuchungsmethoden nachweisbar.

Die Merkmale des Rhesussystems werden genau wie die Merkmale AB0 und MN nach den Mendelschen Regeln vererbt. Die Vererbung erfolgt wie bei MN kombinant. Liegen also z. B. die Anlagen C und c zusammen vor, so sind sie auch im Erscheinungsbild nebeneinander nachweisbar. Unterschiedliche Auffassungen über den Sitz und die Anordnung der Erbanlagen im Zellkern (Theorie von Wiener gegen Fisher/Race) haben nur theoretisches Interesse und sind für das gerichtliche Vaterschaftsgutachten ohne Bedeutung, vorausgesetzt, daß man der vorsichtigen Formulierung von Fisher und Race folgt, wie es in Europa auch allgemein üblich ist.

Erbgang der Merkmale des Rhesussystems nach Fisher und Race

1. Die Merkmale C und c

Mit den Testseren Anti-C und Anti-c können die Erscheinungsbilder CC, Cc und cc festgestellt werden, die den Erbbildern C/C (reinerbig C), C/c (mischerbig) und c/c (reinerbig c) entsprechen. Ein Elternteil CC kann kein Kind cc haben und umgekehrt. Aus der Elternkombination CC x Cc müssen die Kinder CC oder Cc sein; bei der Konstellation cc x Cc müssen die Kinder cc oder Cc sein.

Ausschlußmöglichkeiten

Mutter	Kind	Ausschluß bei einem Mann der Formel
CC	CC	cc
CC	Cc	CC
Cc	CC	cc
Cc	cc	CC
cc	Cc	cc
cc	cc	CC

Ein mischerbiger (C/c) Mann hat also keinerlei Ausschlußchancen (bei alleiniger Betrachtung der Merkmale C und c).

2. Die Merkmale D und d

Mit dem Testserum Anti-D können die Erscheinungsbilder D und d festgestellt werden. Dem Erscheinungsbild D können die Erbbilder D/D und D/d entsprechen. Diese Erbbilder können mangels des Testserums Anti-d nicht spezifiziert werden. Dem Erscheinungsbild d entspricht immer das Erbbild d/d.

Da wegen des Fehlens von Anti-d mischerbige Personen D/d nicht von reinerbigen Personen D/D differenziert werden können, besteht innerhalb der Merkmale D und d nur folgende

Ausschlußmöglichkeit

Mutter	Kind	Ausschluß bei einem Mann der Formel
dd	D	dd

3. Die Merkmale E und e

Mit den Testseren Anti-E und Anti-e können die Erscheinungsbilder EE, Ee und ee festgestellt werden, die den Erbbildern E/E (reinerbig E), E/e (mischerbig) und e/e (reinerbig e) entsprechen. Ein Elternteil EE kann kein Kind ee haben und umgekehrt. Aus der Elternkombination EE x ee gehen nur mischerbige (Ee) Kinder hervor. Bei der Konstellation EE x Ee müssen die Kinder EE oder Ee sein; bei der Konstellation ee x Ee müssen die Kinder ee oder Ee sein.

Ausschlußmöglichkeiten

Mutter	Kind	Ausschluß bei einem Mann der Formel
EE	EE	ee
EE	Ee	EE
Ee	EE	ee
Ee	ee	EE
ee	Ee	ee
ee	ee	EE

Ein mischerbiger (E/e) Mann hat also keinerlei Ausschlußchancen (bei alleiniger Betrachtung der Merkmale E und e).

Innerhalb der Merkmalspaare C und c sowie E und e kann man, da reinerbige Mütter keine reinerbigen Kinder des entgegengesetzten Typs haben können, die sogenannte Mutter-Kind-Statistik zur Beurteilung des Sicherheitgrades des angenommenen Erbganges verwenden. Wichmann (Ztschr. Immunforschg. *111*, (1954), S. 121) konnte unter Vermeidung von Doppelzählungen bei den Merkmalen C und c 2086 und bei den Merkmalen E und e 972 derartige Mutter-Kind-Paare, die technisch und methodisch einwandfrei untersucht waren, zusammenstellen. Dabei wurde keine Ausnahme von der Regel beobachtet. Es liegt also bei den Rhesusmerkmalen C und c mindestens ein Sicherheitsgrad von 1 : 2 086 und bei den Rhesusmerkmalen E und e mindestens ein Sicherheitsgrad von 1 : 972 vor. Tatsächlich ist das untersuchte Familiengut aber noch erheblich größer, da nur wenige Autoren spezifizierte Mutter-Kind-Statistiken veröffentlicht haben.

Für die Merkmale C, c, E und e sind damit die Anforderungen zur Zulassung der Bewertung „Vaterschaft offenbar unmöglich“ (1 : 500) unter der Voraussetzung, daß alle diese 2 086 bzw. 972 Fälle technisch und methodisch korrekt untersucht wurden, was bei diesen Fällen zu unterstellen ist, bereits überschritten.

Bei dem Merkmal D kann man die Mutter-Kind-Statistik zur Beurteilung des Sicherheitsgrades nicht heranziehen, da mangels des Testserums Anti-d die Erbbilder DD und Dd nicht direkt bestimmt werden können. Zur statistischen Sicherung des Erbganges muß man auf die Untersuchung bekannter Familien mit ihren Kindern zurückgreifen. Zur Bewertung „Vaterschaft unwahrscheinlich“ müßten, wie WICHMANN ausführt, 1 111 beliebige Elternpaare untersucht werden. Da jedes Kind ein Fall von Vererbung ist, vermindert sich diese Zahl entsprechend bei kinderreichen Familien. Nach WICHMANN ließen sich aber bisher nur 144 Kind-Mutter-Vater-Gruppen zusammenstellen, die alle zum Typ dd gehören. Eine Abweichung wurde bei dieser Gruppe nicht gefunden.

Gerade beim Merkmal D liegt aber in der ganzen Welt seit langen Jahren ein so großes Untersuchungsgut vor, daß es zahlenmäßig nicht ausdrückbar ist. Dabei wurde in der Literatur nie eine Abweichung vom Erbgang veröffentlicht. Da die Ehen des Typs dd x dd wegen ihrer Seltenheit nur von großen Instituten statistisch erfaßt und veröffentlicht wurden, ist anzunehmen, daß die zahlreichen kleineren Institute und Laboratorien ein summenmäßig weit größeres Material untersucht haben. Wäre ein Fall einer Abweichung vom Erbgang gefunden worden, so hätte dieser Eingang in die Literatur gefunden.

Aus diesen Gründen kann einem Ausschluß auf Grund des Merkmals D zur Zeit *noch nicht die Bewertung „Vaterschaft offenbar unmöglich“* zugesprochen werden. Da das Merkmal D jedoch zum gleichen Blutgruppensystem wie die Merkmale C, c, E und e gehört, kann man auf eine gleiche Vererbungsweise rückschließen und das für diese Merkmale existierende statistische Material auf das Merkmal D rückschließend beziehen. Außerdem liegt eine Ausschlußchance nur dann vor, wenn das Kind das Merkmal D besitzt, Kindesmutter und in Anspruch genommener Mann das Merkmal mit Sicherheit nicht besitzen. Es bestehen also in diesem Falle nicht die Schwierigkeiten der Sicherung eines Reinerbigkeitsausschlusses. Aus diesen Gründen hält es das Bundesgesundheitsamt für gerechtfertigt, einem Ausschluß auf Grund des Merkmals D die Bewertung „Vaterschaft sehr unwahrscheinlich“ zuzuerkennen.

In der Praxis wird die Beweiskraft der massenstatistischen Erhebungen eine Einschränkung erfahren müssen, und zwar in dem Ausmaß, wie sich weniger erfahrene Gutachter an der Rhesusmerkmal-Bestimmung beteiligen. Die Zuverlässigkeit der im Einzelfall durchgeführten Blutgruppenbestimmung muß daher stets in die richterliche Beurteilung des Beweiswertes einbezogen werden.

Bezüglich der technischen Voraussetzungen zur Bestimmung der Rhesusmerkmale vgl. Anhang S. 54.

Nachdem der Erbgang der Merkmale des Rhesussystems absolut gesichert ist, und wenn die oben angeführten technischen Voraussetzungen vorliegen, *ist einem Ausschluß der Vaterschaft nach den Mekmalen C, c, E und e des Rhesussystems eine absolute, jeden Gegenbeweis ausschließende Beweiskraft zuzumessen, ohne Einschränkung jedoch nur dann, wenn das Kind ein Merkmal aufweist, das der Kindesmutter und dem Mann fehlt.* Beispiele:

Das Kind ist mischerbig C/c, besitzt also ein normal ausgeprägtes Merkmal C und ein normal ausgeprägtes c, die Kindesmutter und der Mann sind reinerbig C/C, besitzen also kein normales Merkmal c wie das Kind. Oder: Das Kind ist mischerbig C/c, die Kindesmutter und der Mann sind reinerbig c/c, besitzen also kein normales Merkmal C.

In diesen Fällen erscheint nach Verwendung von je 2 verschiedenen Testseren nach dem heutigen Stand der Wissenschaft die Einholung eines Zweitgutachtens auch nicht mehr notwendig. Dies gilt jedoch nicht ohne Einschränkung für die sogenannten Reinerbigkeitsausschlüsse. Bei diesen gründet sich der Ausschluß der Vaterschaft ohne Berücksichtigung des Rhesustypes der Kindesmutter auf die Tatsache, daß das Kind und der Mann gegenteilig reinerbig sind, z. B. Kind reinerbig c/c, Mann reinerbig C/C oder umgekehrt. Bei derartigen Reinerbigkeitsausschlüssen könnten die in den letzten Jahren entdeckten *Varianten* der Merkmale C und c oder ein *Genverlust,* also ein Fehlen der Merkmale C und c überhaupt, intervenieren. Auf diese Möglichkeit, zu Fehlschlüssen im Blutgruppengutachten zu kommen, hat das Bundesgesundheitsamt bereits in seinem ersten Grundsatzgutachten über den Beweiswert der Rhesusmerkmale C und c vom 1. 4. 1955 hingewiesen. An Varianten der Merkmale C und c kennen wir bisher die Merkmale C^w, C^u, C^x und C^*. Als Varianten der Merkmale E und e sind bisher die Merkmale E^u und E^w bekannt. Beachtet man die Varianten nicht, so könnte z. B. die Konstellation „Kind CC^w, in Anspruch genommener Mann C^wc" zu einem falschen Ausschluß führen, da die Kindesmutter als Cc, das Kind fälschlich als CC und der Mann fälschlich als cc bestimmt werden.

Das Merkmal C^w ist mit einer Häufigkeit von 1,3 Prozent bei der Gesamtbevölkerung die häufigste der Varianten. Die Merkmale C^u, C^x und C^* sind äußerst selten.

Da die verschiedenen Testseren diese Merkmale in unterschiedlicher Weise erfassen können, ist zu empfehlen, daß alle Parteien und Zeugen eines Gutachtenfalles, wenn irgend möglich, mit denselben gut wirksamen Testseren entsprechend den Richtlinien unter gleichen Bedingungen untersucht werden. Testserum Anti-C^w steht heute allgemein zur Verfügung, deshalb müssen Reinerbigkeitsausschlüsse durch zusätzliche Verwendung eines Testserums Anti-C^w gesichert werden. Testseren, die die übrigen Varianten der Merkmale C und c direkt nachweisen, stehen bisher nicht zur Verfügung. Man kennt jedoch ein relativ einfaches, serologisches Verfahren zum direkten Nachweis, ob Varianten vorliegen oder nicht. Es gibt Testserum Anti-C und Anti-c sowie Anti-E und Anti-e, die den sogenannten Doppel-Dosis-Effekt zeigen, d. h. diese Testseren reagieren mit Blutproben, die das entsprechende Merkmal in doppelter Dosis (bei Reinerbigkeit) enthalten, stärker als mit Blutproben, die das entsprechende Merkmal nur einfach (bei Mischerbigkeit) enthalten. Man verdünnt die Testseren und stellt die stärkste Verdünnung fest, die gerade noch imstande ist, die Blutprobe zu verklumpen. Für diese Untersuchung geeignete Testseren zeigen einen Unterschied zwischen Einfach-Dosis und Doppel-Dosis von mindestens zwei Verdünnungsstufen. Zum Vergleich führt man bei der Untersuchung bekannte Blutproben vom reinerbigen Typ und vom mischerbigen Typ mit und vergleicht deren Reaktion mit der Reaktion der fraglichen Blutprobe. Beispiel: Eine bekannte Blutprobe CC reagiert mit einem Testserum Anti-C noch in der Verdünnung 1 : 256. Eine Blutprobe vom mischerbigen Typ Cc reagiert jedoch nur in der Verdünnung 1 : 64. Die fragliche Blutprobe, die mit Anti-C positiv und mit Anti-c und mit Anti-C^w negativ reagiert hatte, reagiert mit dem Testserum noch in der Verdünnung 1 : 256. Sie verhält sich wie die bekannte reinerbige Blutprobe, es kann also keine Variante vorliegen. Läge nämlich bei einer Blutprobe, die mit Anti-C positiv und mit Anti-c negativ reagiert, eine Variante vor, z. B. C^u, so stammte die Blutprobe von einem mischerbigen Menschen (C/C^u), und sie würde im Doppel-Dosis-Versuch wie eine Blutprobe mit einfacher Dosis reagieren, da das Merkmal C in ihr auch nur in einfacher Dosis vorhanden ist.

Auch für den Genverlust gibt es eine einfache serologische Nachweismethode. Normale Blutproben reagieren mit inkompletten Antikörpern nur unter bestimmten Versuchsanordnungen, meist im kolloidalen Milieu, jedoch niemals, wenn die Blutkörperchen der Blutprobe in physiologischer Kochsalzlösung aufgeschwemmt sind. In Kochsalzlösung vermögen Blutkörperchen nur mit kompletten Antikörpern zu reagieren. Im Normalfall beeinflussen die Merkmale C bzw. c das Merkmal D im negativen Sinne; sie schwächen also dessen serologische Reaktion ab. Fehlen die Merkmale C und c, wie im Falle des Genverlustes, so wird die serologische Reaktion des Merkmals D so erheblich verstärkt, daß rote Blutkörperchen mit inkomplettem Anti-D-Testserum auch in Kochsalzlösung aufgeschwemmt zu reagieren vermögen. Ein Genverlust der Merkmale C und c oder E und e läßt sich also leicht nachweisen, indem man die fraglichen Blutkörperchen in physiologischer Kochsalzlösung aufschwemmt und mit inkomplettem Anti-D-Testserum ansetzt.

Das Merkmal D^u läßt sich mit den heute überall eingeführten Fermentmethoden mit Leichtigkeit erkennen.

Eine sprunghafte Änderung der Erbmasse (Mutation) oder eine Einwirkung von anderen Erbanlagen (Epistase) ist bei den Rhesusmerkmalen bisher nicht beobachtet worden.

Es hat sich 1960 herausgestellt, daß die in einzelnen Fällen beschriebene Variante c^v auf einem Trugschluß beruhte, der auf die Verwendung ungeeigneter Testseren zurückzuführen war. Diese Variante kann also nicht mehr ins Gewicht fallen. Tatsächlich ist sie im Bundesgesundheitsamt auch nie beobachtet worden. Werden die Richtlinien für die Ausführung gerichtlicher Blutgruppenuntersuchungen befolgt, nämlich Verwendung je zweier Testseren unter Anwendung zweier verschiedener Verfahren, so ist ein Trugschluß auf die „Variante c^v“ nicht möglich.

Von den bisher publizierten „Abweichungen vom Erbgang“ der Rhesusmerkmale, konnte nur ein einziger Fall einer Vererbungsunmöglichkeit bezüglich der Merkmale C und c zwischen Mutter und Kind nicht aufgeklärt werden. Es handelt sich hierbei um den von Foerster (NJW 1957, S. 1586) erwähnten Fall, zu dem Wichmann (NJW 1958, S. 252) bereits kritisch Stellung genommen hat; dessen Ausführungen ist beizupflichten. Krah hat diesen Fall ebenfalls untersucht. Das Bundesgesundheitsamt konnte keine Kontrolluntersuchungen durchführen, da Blutproben von Kind und Kindesmutter nachträglich nicht mehr zu erhalten waren.

Nach den Ausführungen Wichmanns (NJW 1958, S. 252) handelt es sich bei dem von Foerster mitgeteilten Fall vermutlich um eine Variante, zumal nach hier vorliegenden Informationen die oben beschriebene Untersuchungsmethode zum indirekten Nachweis einer Variante seinerzeit offensichtlich nicht durchgeführt wurde. Nach Auffassung des Bundesgesundheitsamtes, die sich mit der Auffassung Wichmann's deckt, vermag dieser Fall den absoluten Beweiswert der Rhesusmerkmale in gerichtlichen Vaterschaftssachen nicht abzuschwächen.

Die im Urteil des BGH vom 22. 4. 1958 erwähnten weiteren Fälle, je ein Fall von Krah sowie von Lauer, sind identisch. Der Fall wurde auch im Bundesgesundheitsamt und im Lister-Institut, London, untersucht. Es handelte sich hierbei nicht um eine „Vererbungsunmöglichkeit“ sondern um eine inzwischen gerichtlich geklärte Kindesvertauschung.

Zusammenfassung

Den Rhesusmerkmalen C, c, E und e kommt in gerichtlichen Vaterschaftssachen ein absoluter, jeden Gegenbeweis ausschließender Beweiswert zu, wenn in dem Blutgruppengutachten die Richtlinien für die Ausführung gerichtlicher Blutgruppenuntersuchungen befolgt werden.

Bei sogenannten Reinerbigkeitsausschlüssen (z. B. CC zu cc oder EE zu ee). ist die Bestätigung der Befunde des Erstgutachtens durch ein zweites Gutachten notwendig.

Dem Rhesusmerkmal D kann bei einem Ausschluß der Vaterschaft die Bewertung „Vaterschaft sehr unwahrscheinlich“ zuerkannt werden.

Beweiswert der Rhesus-Merkmale C und c. Ist bei einem Vaterschaftsausschluß auf Grund der Merkmale C und c ein Zweitgutachten erforderlich?

Der Erbgang und die Ausschlußmöglichkeiten bezüglich der Merkmale C und c wurden bereits auf S. 14 dargestellt.

Gerichtlicher Beweiswert der Merkmale C und c

Die Merkmale C und c können mit den Testseren Anti-C und Anti-c nachgewiesen werden, es sind also die Genotypen (Erbbilder) direkt feststellbar. Reinerbige Mütter können keine reinerbigen Kinder des entgegengesetzten Typs haben und umgekehrt (siehe oben). Bei den Merkmalen C und c kann man also die sogenannte Mutter-Kind-Statistik zur Beurteilung des Sicherheitsgrades des angenommenen Erbganges verwenden.

Wichmann (Ztschr. f. Immunforschung *111* (1954), S. 121) konnte unter Vermeidung von Doppelzählungen 2086 derartige Mutter-Kind-Paare zusammenstellen. Dabei wurde keine Ausnahme von der Regel beobachtet. Es liegt also bereits mindestens ein Sicherheitsgrad von 1 : 2086 vor. Tatsächlich ist das untersuchte Familiengut aber noch erheblich größer; denn nur wenige Autoren haben spezifizierte Mutter-Kind-Statistiken veröffentlicht.

Die Anforderungen zur Zulassung der Bewertung „Vaterschaft offenbar unmöglich“ sind damit weit überschritten unter der Voraussetzung, daß alle diese 2086 Fälle technisch und methodisch korrekt untersucht wurden, was angenommen werden muß, da es sich um Forschungsfälle handelt, die von international anerkannten Fachserologen untersucht wurden.

Zur Frage der Erkennung von Varianten oder eines Genverlustes wird auf S. 17 verwiesen.

Der Beweiswert eines Blutgruppensystems oder Blutgruppenmerkmals gründet sich zum ersten auf die Sicherheit der Methode und der technischen Durchführung der Untersuchung. Diese Voraussetzungen sind bei den Rhesusmerkmalen C und c bei Beachtung der oben angeführten Kautelen gegeben. Allerdings ist bei Reinerbigkeitsausschlüssen, wie im vorliegenden Fall, besonderes Augenmerk auf das Vorliegen von Varianten oder eines Genverlustes zu richten, um falsche Rückschlüsse aus dem Untersuchungsergebnis zu vermeiden. Dies kann bei Sachkenntnis relativ leicht durch die oben angeführten Untersuchungsmethoden erreicht werden.

Zum anderen gründet sich der Beweiswert eines Blutgruppenmerkmals auf die statistische Sicherung des Erbganges des Merkmals. Diese Sicherung des Erbganges liegt bei den Merkmalen C und c des Rhesussystems in vollem Umfang vor.

In einem Gutachten vom 18. 6. 1955 für das Amtsgericht Duisburg (wie die im folgenden referierten Gutachten veröffentlicht in „Der Amtsvormund" 1955, S. 130 ff.) kommt Böhmer zu dem Schluß, daß einem Ausschluß nach C/c die Bewertung „Vaterschaft offenbar unmöglich" zukomme, wenn das Kind ein Merkmal C oder c aufweise, das der Kindesmutter und dem Mann fehle, denn in diesem Falle könnten die Varianten des Merkmals C nicht intervenieren.

In einem Gutachten vom 24. 1. 1955 für das Amtsgericht Bad Kreuznach wies Pietrusky auf eine Fehlbegutachtung hin, die nach seiner Meinung durch das Vorliegen eines Merkmals c^v beim Kinde zustande gekommen sei. Der Vorgutachter habe mit einer nicht genügenden Anzahl von Testseren untersucht und dabei das Merkmal c^v übersehen. In einem Gutachten vom 5. 4. 1955 für das Oberlandesgericht Köln schildert Pietrusky einen gleichartigen Fall.

Die weiterhin gleichfalls im „Amtsvormund" 1955, S. 130 ff. veröffentlichten Gutachten von Lauer vom 4. 6. 1955 für das Oberlandesgericht Bremen wie vom 8. 8. 1955 für das Landgericht Osnabrück sowie vom 5. 8. 1955 für das Landgericht Göttingen, ferner ein Gutachten von Pietrusky vom 6. 4. 1955 für das Landgericht Fulda zeigen mit ihrer Aufdeckung von Fehlbestimmungen die Notwendigkeit der Einholung eines zweiten Gutachtens bei Ausschlüssen nach den Merkmalen C und c, weil zu dieser Zeit noch Schwierigkeiten bei der Beschaffung von Testseren bestanden, und weil offensichtlich Sachverständige beteiligt waren, die nicht über die erforderlichen Kenntnisse der Methoden verfügten.

In der Juristen-Zeitung 1955, S. 151, findet sich ein Gutachten von Lauer vom 16. 8. 1954 für das Hanseatische Oberlandesgericht Bremen über den Beweiswert des Vaterschaftsausschlusses nach den Merkmalen C und c. Darin schildert der Sachverständige die Vererbung der Rhesusmerkmale. Dann weist er auf die Bedeutung der Varianten, insbesondere C^w, hin. Sodann befaßt sich der Sachverständige mit der statistischen Sicherung des Erbganges. Er stellt fest, daß diese statistische Sicherung vorliege und daß einem Ausschluß C/c die gleiche Sicherheit zukomme wie den AB0-Ausschlüssen, und daß folglich auch für sie das „offenbar unmöglich" zutreffe.

In derselben Zeitschrift findet sich auf Seite 488 eine Entgegnung zu diesem Gutachten von Pietrusky. Dieser stimmt mit Lauer darin überein, daß man den angenommenen Vererbungsgang als praktisch sicher ansehen dürfte. Er bezweifelt jedoch, daß man die Merkmale immer sicher richtig bestimmen könne, und warnt davor, daß durch Fehlbestimmungen Fehlgutachten entstünden. Weiter läßt PIETRUSKY einen Satz aus dem Gutachten von LAUER bezüglich des Merkmals C^W nicht gelten. Dieser Einwand von PIETRUSKY ist berechtigt, was LAUER in seinem Schlußwort auch zugibt. Das von PIETRUSKY gezeigte Beispiel weist eindrucksvoll darauf hin, daß bei einem Reinerbigkeitsausschluß C/C zu c/c die Beteiligten mit Anti-C^W-Testserum untersucht werden müssen. Dieses Testserum steht heute im Gegensatz zu 1954 in ausreichender Menge und genügender Qualität zur Verfügung. Wie LAUER in dem Schlußwort mitteilt, ist es im praktischen Gutachtenfall bei einem Ausschluß des Klägers geblieben. Die Kindesmutter war reinerbig C/C, das Kind C/C^W, der Kläger reinerbig c/c, konnte also weder C noch C^W vererben, jedoch war der Zeuge C/C^W und konnte C^W vererben, seine Vaterschaft ergab sich also praktisch mit einer Wahrscheinlichkeit von 98,23 %, während die des Klägers auszuschließen war.

In einem Urteil des Landgerichts Berlin vom 1. 6. 1955 (NJW 1955, S. 1838) heißt es:

„a) Wenn die serologische Zweituntersuchung des Klägers, des beklagten Kindes und der Kindesmutter den Blutgruppenbefund des Vorgutachters bestätigt, so ist der Kläger als Erzeuger des beklagten Kindes ausgeschlossen.
b) Diesem durch eine Zweituntersuchung bestätigten Vaterschaftsausschluß auf Grund der Rhesusfaktoren C und c kommt der gleiche Beweiswert wie dem Vaterschaftsausschluß auf Grund der Blutgruppen ABO und der Faktoren M und N zu. Es ist eine absolute, jeden Gegenbeweis ausschließende Beweiskraft.
c) Da dem Rhesusfaktor C und c — technisch-methodisch richtige Durchführung der Untersuchungen und deren Bestätigung durch einen Zweitgutachter unterstellt — der gleiche Beweiswert zukommt wie den Blutgruppen AB0 und den Faktoren M und N, kommen morphologisch-genetische Untersuchungen nach einem Vaterschaftsausschluß auf Grund der Rhesusfaktoren C und c nicht mehr in Betracht."

Nach den Urteilsgründen stellten zwei Blutgruppensachverständige unabhängig voneinander fest, daß das Kind ein normal ausgeprägtes Merkmal c besaß, das, da es die Kindesmutter nicht aufwies, der Erzeuger haben mußte. Beim Kläger fehlte jedoch das Rhesusmerkmal c. Die Beklagte hielt dieses Ergebnis und den Ausschluß der Vaterschaft nicht für ausreichend und berief sich auf Ausführungen von PIETRUSKY aus dem Jahre 1949, die jedoch nicht mehr dem heutigen Stand der Wissenschaft entsprechen. Damals war die Untersuchung der Rhesusfaktoren C, c, E und e in Vaterschaftssachen in Deutschland noch kaum eingeführt. Deshalb ist dort auch nur vom Faktor Rh die Rede, womit wohl der Rhesusstandardfaktor D gemeint ist. Die Rhesusuntergruppen und die Faktoren C und c sind dort überhaupt nicht erwähnt. Inzwischen hat der serologische Ausschluß auf Grund der Rhesusmerkmale C und c den gleichen Beweiswert wie ein Ausschluß auf Grund der Blutgruppen AB0 und der Faktoren M und N erlangt. Seit Jahrzehnten wird bei einem solchen Vaterschaftsausschluß, wie dies auch in den Richtlinien der Deutschen Gesellschaft für Anthropologie zum Ausdruck kommt, von einer anthropologisch-erbbiologischen Untersuchung mit Recht Abstand genommen. Damit kommen aber auch nach dem neuesten Stand der Wissenschaft Personen, die auf Grund der Rhesusfaktoren C und c ausgeschlossen sind, für eine anthropologisch-erbbiologische Untersuchung nicht mehr in Betracht.

In einem Urteil des Landgerichts Kassel vom 8. 9. 1955 (NJW 1955, S. 1839) heißt es: „Dem Vaterschaftsausschluß auf Grund der Rh-Faktoren C und c (CDE-System) kommt bei fehlerfreier Bestimmung jetzt voller Beweiswert zu." Aus der

Urteilsbegründung ist ersichtlich, daß es sich um einen Reinerbigkeitsausschluß handelt; das klagende Kind war reinerbig C/C und der Beklagte reinerbig c/c. Zu diesem Ergebnis waren zwei Sachverständige in ihrem Blutgruppengutachten gekommen. Für den vorliegenden Fall wesentliche und neue Fakten sind der Urteilsbegründung nicht zu entnehmen.

Ein Urteil des Landessozialgerichts Bremen vom 24. 9. 1956 (NJW 1956, S. 1127) führt folgendes aus: „Die Rhesusfaktoren C und c haben, wenn die Zuverlässigkeit der Bestimmung gewährleistet ist, den gleichen Beweiswert wie die Blutgruppen AB0 und die Faktoren M und N und besitzen daher absolute, jeden Gegenbeweis ausschließende Beweiskraft. Hat die Mutter eines unehelichen Kindes in der gesetzlichen Empfängniszeit mit zwei Männern verkehrt, und ist die Vaterschaft des einen Mannes auf Grund einer von einem erfahrenen Serologen festgestellten Bestimmung der Rhesusfaktoren ausgeschlossen, so bestehen keine Bedenken, in Waisenrentenverfahren die Vaterschaft des anderen Mannes im Sinne des § 1258 RVO festzustellen." In der Urteilsbegründung ist ein Gutachten des Bundesgesundheitsamtes im Auszug zitiert. Weiter ist aus der Urteilsbegründung hervorzuheben, daß der Senat bei der Sachlage keine Bedenken hatte, auch ohne Einholung eines Zweitgutachtens festzustellen, daß die Rhesusfaktoren C und c den gleichen Beweiswert wie die Blutgruppen AB0 und die Faktoren M und N haben. Der in der Sache tätig gewordene Sachverständige sei ein erfahrener Serologe, sein Name bürge dafür, daß die Blutgruppenuntersuchung mit aller den Anforderungen der Wissenschaft genügender Sorgfalt durchgeführt worden sei.

In NJW 1957, S. 1586, berichtet FÖRSTER über eine Vererbungsunmöglichkeit innerhalb des Rhesussystems zwischen Mutter und Kind, die nicht auf einer Kindesvertauschung beruhen soll, da nach dem Ergebnis eines erbbiologischen Gutachtens das Kind von der Frau stammt. In diesem Fall wurde das Kind als C-negativ, c-positiv bestimmt und auf das Erbbild c/c geschlossen. Da die Kindesmutter als C-positiv, c-negativ mit dem Schluß auf das Erbbild C/C bestimmt wurde, ergab sich die besagte „Vererbungsunmöglichkeit". Eine solche „Vererbungsunmöglichkeit" ließe sich, wie der Blutgruppenobergutachter in dem Falle ausführte, durch einen Genverlust oder durch eine unbekannte C/c-Variante erklären.

Fälle von Genverlust sowie C/c-Varianten wurden bisher nur äußerst selten und ganz familiär, streng nach den bekannten Erbregeln vererbt, gefunden. Wenn also im zitierten Fall ein Genverlust oder eine noch unbekannte C/c-Variante vorgelegen hätte, so müßte dies bei der Familie der Mutter ebenfalls nachweisbar sein. Ob Untersuchungen in dieser Richtung vorgenommen wurden, sowie ob der Doppel-Dosis-Effekt geprüft oder serologisch auf das Vorliegen eines Genverlustes geprüft wurde, wie oben angeführt ist, ist nicht bekannt. Das Laboratorium für Blutgruppenforschung des Robert Koch-Institutes im Bundesgesundheitsamt hat bisher die Blutproben von Mutter und Kind für eine Überprüfung der Befunde nicht erhalten können.

Der Rückschluß, daß die Erbregel nicht stimme, ist absurd; denn es ist sicher erwiesen, daß die Vererbung der Rhesusmerkmale C und c den anerkannten Erbregeln in vollem Umfang folgt. Die Folgerung FÖRSTER's, daß bis zur Klärung des Falles in einem Prozeß eine Untersuchung der Rhesusfaktoren ohne Wert sei und nur unnötigen Aufwand an Zeit und Kosten verursachte, da die Entscheidung des Rechtsstreites doch nicht darauf abgestellt werden könne, ob eine Blutgruppeneigenschaft häufig ist oder nur selten vorkommt, ist nur geeignet, Verwirrung zu stiften, und es kann ihr nicht energisch genug entgegengetreten werden.

In einer Entgegnung (NJW 1958, S. 252) führt WICHMANN aus:

„Der fragliche Blutgruppenbefund wurde nicht nur von zwei, sondern von drei öffentlich bestellten Sachverständigen getestet, das letzte Mal im Rahmen des erbbiologischen Gutachtens. Der erste und der dritte Untersucher fanden im Blut der Kindesmutter mit einem bzw. mit zwei im indirekten Coombstest wirksamen Anti-c-Seren schwache positive Reaktionen. Der zweite, von FÖRSTER als Obergutachter bezeichnete Sachverständige fand allerdings bei der Mutter keine positive Reaktion mit Anti-c-Seren. Er hält daher den Fall für zunächst ungeklärt; es sei äußerst unwahrscheinlich, daß eine bisher unbekannte C/c-Variante, eine Mutation oder ein Genverlust vorliege. Hingegen vermuten die beiden anderen Sachverständigen wegen der schwachen positiven Reaktionen (an den Blutkörperchen — D. Verf.) der Kindesmutter bei ihr eine C/c-Variante, die auf das Kind vererbt sei. Eine Kindesvertauschung scheidet als Erklärungsursache aus. Von den verbleibenden Möglichkeiten: Mutation, Genverlust und seltene C/c-Variante, hat die letzte hier die größte Wahrscheinlichkeit für sich. Dem Experimental-Genetiker sind Mutationen durchaus bekannt; es handelt sich aber um seltene Ereignisse. Beim Menschen wurde eine Rate von zwei bis drei Mutationen auf 100 000 Gene in einer Generation geschätzt."

Dabei sei zu berücksichtigen, daß dieser Schätzung auch Erbanlagen mit verhältnismäßig hoher Mutationsrate zugrunde liegen.

„Die Durchschnittsrate dürfte niedriger sein, etwa 1 : 10 000 000 oder noch geringer. Die bisher beobachteten Fälle von Genverlusten sind ebenfalls extrem selten, zu den drei vom zweiten Gutachter genannten Fällen ist inzwischen ein vierter (in Dänemark) hinzugetreten. Von den Genvarianten des C/c-Komplexes ist die häufigste C^w mit etwa 1 %."

Da entsprechende Seren im Handel sind, spielt diese Variante als Fehlerquelle nur eine sehr geringe Rolle. Es ist zu bedenken, daß die Zahl der in der ganzen Welt serologisch untersuchten Mutter-Kind-Paare sicher mehrere Hunderttausend umfassen.

„Im wissenschaftlichen Schrifttum müßten wesentlich mehr abweichende Fälle bekanntgeworden sein, ehe die Rechtsprechung mit Störmomenten bei Ausschluß-Konstellationen ernsthaft zu rechnen hat. Derartige Mutter-Kind-Unstimmigkeiten sind in seltenen Einzelfällen auch bei anderen Blutgruppensystemen bekanntgeworden, ohne daß man daraus analoge verallgemeinernde Schlüsse gezogen hätte, . . . (so bei AB0-System und bei dem M/N-System — D. Verf.).

Die von WEBLER, MATTIL und FÖRSTER vorgebrachte Kritik erscheint in mehrfacher Hinsicht nicht schlüssig. Es heißt in §§ 1591 und 1717 BGB nicht nur „offenbar unmöglich", sondern „den Umständen nach offenbar unmöglich". Will man nicht unterstellen, daß der Gesetzgeber leere Worte benutzt habe, so kann der Zusatz doch nur eine Einschränkung des „unmöglich" bedeuten, da „unmöglich" als Grenzbegriff aus logischen Gründen einer Steigerung nicht fähig ist. Der BGH spricht in seinen Entscheidungen vom 17. 12. 1953 (NJW 1954, 550) und vom 19. 9. 1952 (NJW 1956, 1716) von Erfahrungssätzen der Wissenschaft. Da die Erfahrung aber nicht durch die menschlichen Sinnesorgane, sondern auch zeitlich zur Vergangenheit und zur Zukunft hin begrenzt sein muß, ist vom Standpunkt der strengen Erkenntnistheorie aus die Erreichung der absoluten Grenze nicht möglich. Auch die „absoluten Naturgesetze" der Makrophysik beruhen auf der logischen Hilfskonstruktion: Ausnahme in einer sehr großen Zahl von Fällen bisher nicht beobachtet — also unmöglich. — Auch verweist der BGH auf das Gutachten des Robert Koch-Institutes, das dem Landgericht Berlin erstattet worden war. Das Institut hatte, wie auch schon in früheren Gutachten, eine Unsicherheitsrate von 0,2 % = 1 : 500 als zulässig vorgeschlagen, damit das „den Umständen nach offenbar unmöglich" erreicht sei. Zwischen Gesetzgeber, höchstrichterlicher Rechtsprechung und Naturwissenschaft dürfte daher Übereinstimmung insofern bestehen, daß der menschlichen Erkenntnis natürliche Grenzen gesetzt sind."

Diesen Ausführungen WICHMANNS ist durchaus beizupflichten.

Mit dem von DAHR in NJW 1958, S. 2097 veröffentlichten Beitrag zum Beweiswert eines Ausschlusses im C/c-System der sogenannten Rh-Untergruppen nimmt dieser Stellung zu den Ausführungen von WEBLER in NJW 1957, S. 384 sowie von FÖRSTER, NJW 1957, S. 1586. DAHR kommt zu dem Schluß, daß die Erweiterungen der Untersuchungen mittels Anti-C^w-Serum, nicht nur bei Feststellungen einer entgegengesetzten Reinerbigkeit im C/c-System bei Kind und angeblichem Vater erforderlich sei, um einen etwa unrichtig festgestellten Ausschluß rückgängig zu machen, sondern auch dann, wenn durch Untersuchungen auf das C/c-System ein Ausschluß nicht zu erzielen war. Im letztgenannten Fall könne, wenn auch recht selten, durch zusätzliche Untersuchungen auf das Merkmal C^w ein Ausschluß festgestellt werden, wenn diese Untersuchungen ergäben, daß das Merkmal beim Kind vorhanden ist, bei Kindesmutter und angeblichem Kindesvater aber fehlt.

Das Bundesgesundheitsamt ist sich mit diesem Sachverständigen darüber einig, daß nach dem heutigen Stand der Wissenschaft bei einem Blutgruppengutachten das Merkmal C^w untersucht werden sollte.

DAHR führte weiter aus: „Nach den Näherungswerten nach POISSON werden bei einer festgestellten Abweichung vom Erbgang 3420 ausnahmslose Beobachtungen bei Mutter-Kind-Paaren gefordert. Wenn in dem von FÖRSTER zitierten Fall tatsächlich eine mit den Erbregeln unvereinbare Mutter-Kind-Verbindung im C/c-System festgestellt worden sei, die nicht durch den Nachweis des Merkmals C^w bei Kind und Kindesmutter hätte erklärt werden können, so sei durch diese Feststellung jedoch die Sicherheit eines Ausschlusses im Merkmal C/c keineswegs erschüttert, zumal es die einzige bisher beobachtete tatsächliche Ausnahme darstelle. Aus einer Fußnote ist ersichtlich, daß beim Institut für Gerichtliche Medizin der Universität Kopenhagen bisher 6000 Mutter-Kind-Verbindungen untersucht wurden, bei denen ebenfalls nur ein einziger mit den Erbregeln unvereinbarer Befund erhoben worden sein soll.

Auch auf dem Gebiet der erbbiologischen Vaterschaftsbegutachtung bedarf es bei der positiven Feststellung der Vaterschaft eines Mannes nicht einer 100%-igen Sicherheit. Eine solche ist niemals zu erlangen, da sie zur Voraussetzung hätte, daß sämtliche Familien der ganzen Welt ohne Feststellung einer Abweichung von der Erbregel hätten untersucht worden sein müssen, eine Forderung, die praktisch nicht erfüllbar ist. Nach den früheren grundsätzlichen Feststellungen des Robert Koch-Institutes und des ehemaligen Reichsgesundheitsamtes ist eine mit einem bestimmten Blutgruppensystem an sich ausschließbare Vaterschaft dann offenbar unmöglich im Sinne des Gesetzes, wenn die Wahrscheinlichkeit für die Richtigkeit der für das betreffende Blutgruppensystem angenommenen Vererbungsweise 99,73 % beträgt."

Diese Ansicht von DAHR deckt sich mit der von den meisten Wissenschaftlern der Welt und auch vom Bundesgesundheitsamt heute vertretenen Auffassung, daß es in der Natur, Biologie und auch in der Medizin eine 100%ige Sicherheit nicht gibt. Sie ist nicht zu widerlegen.

Im Urteil des Bundesgerichtshofes vom 19. 9. 1956 (BGHZ 21, S. 337) heißt es: „Einem Vaterschaftsausschluß auf Grund der Blutgruppenfaktoren C und c kann der Tatrichter ohne Rechtsirrtum vollen Beweiswert beimessen.“ Bei dem zur Verhandlung stehenden Rechtsstreit handelte es sich um eine Anfechtung der Ehelichkeit. Das Landgericht hatte ein Blutgruppengutachten eingeholt, nach dem die Vaterschaft des Klägers offenbar unmöglich war, da die Beklagte die Blutgruppenmerkmale c/c, der Kläger dagegen die Merkmale C/C besitze. Das Landgericht hatte ein zweites Blutgruppengutachten eingeholt. Auch dieses Gutachten kam auf Grund des gleichen Blutbefundes zu dem Ergebnis, daß der Kläger nicht der Erzeuger des Beklagten sein könne. Daraufhin hatte das Landgericht der Klage stattgegeben. Berufung und Revision der Beklagten blieben erfolglos.

Vom Bundesgerichtshof ist dargelegt worden:

„Das Berufungsgericht ist mit dem Landgericht zu der Überzeugung gelangt, daß eine Abstammung der Beklagten vom Kläger nach dem bereits im ersten Rechtszug eingeholten zwei Blutgruppengutachten offenbar unmöglich sei. Die von der Wissenschaft für die Merkmale C und c angenommene Erbregel ist nach mehreren vorliegenden Gutachten durch das Ergebnis entsprechender Familienreihenuntersuchungen in so zahlreichen Fällen ausnahmslos bestätigt worden, daß ihre absolute Geltung im Sinne des Naturgesetzes praktisch gesichert ist.

Wenn das Berufungsgericht bei seiner Entscheidung auf Grund des Gutachtens anerkannter Vererbungswissenschaftler davon ausgegangen ist, daß es sich bei der angenommenen Erbregel um einen allgemein-gültigen Erfahrungssatz handele, so kann darin in keinem Fall ein Rechtsirrtum liegen, selbst wenn die ausnahmslose Geltung dieses Satzes noch von anderen Wissenschaftlern in Frage gestellt würde. Wie der Senat bereits mehrfach ausgesprochen hat, ist es grundsätzlich Sache der freien Beweiswürdigung des Tatrichters, den Beweiswert eines Erfahrungssatzes, der bei den einzelnen Erfahrungssätzen von verschiedener Stärke sein kann, festzustellen und sich dabei gegebenfalls auch beim Vorliegen widersprechender Gutachten eine bestimmte Überzeugung zu bilden. Es bedarf daher im vorliegenden Falle keiner Stellungnahme des Revisionsgerichtes zu der Frage, ob die von der Vererbungswissenschaft für den Erbgang der Blutmerkmale C und c angenommene Regel in der Tat ausnahmslos gilt. Eine solche Stellungnahme wäre erforderlich, wenn das Berufungsgericht diese Frage und damit den Beweiswert eines Vaterschaftsausschlusses auf Grund dieser Faktoren verneint hätte. Dann würde wie in dem Urteil des Senats über den Beweiswert des Vaterschaftsausschlusses auf Grund der Bluntergruppen A_1 und A_2 zu entscheiden sein, ob es damit einen Erfahrungssatz von ausnahmsloser Gültigkeit außer acht gelassen hätte.

Mit der Bejahung der Erbregel über die Vererbung der Merkmale von C und c, wie sie das Berufungsgericht hiernach rechtsirrtumsfrei seiner Entscheidung zugrunde gelegt hat, ist jedoch die Frage nach dem Beweiswert eines darauf im Einzelfall sich gründenden Vaterschaftsausschlusses noch nicht entschieden. Dieser Beweiswert hängt entscheidend noch davon ab, ob die Blutgruppen bei den im Einzelfall beteiligten Personen richtig bestimmt sind. Insoweit bestehen, wie das Gutachten des Bundesgesundheitsamtes ausführt, zumindest ähnliche Schwierigkeiten wie beim Vaterschaftsausschluß nach dem MN-System oder den Untergruppen A_1/A_2. Auf diese Schwierigkeiten hat insbesondere auch Pietrusky hingewiesen und dabei vor einer Überbewertung des C/c-Vaterschaftsausschlusses insbesondere auch für den hier gegebenen Fall, daß das Kind c/c und der Mann C/C hat, gewarnt.

Es kann dem Berufungsgericht jedoch nicht der Vorwurf gemacht werden, daß es sich dieser Schwierigkeiten nicht bewußt gewesen und bei der Ermittlung der Blutgruppen nicht mit der erforderlichen Sorgfalt verfahren sei. Die Empfehlung des Bundesgesundheitsamtes sind im vorliegenden Verfahren beachtet worden. Über sie hinaus kann der Tatrichter an keine Regeln hinsichtlich der ihm obliegenden freien tatrichterlichen Würdigung des Ergebnisses einer Blutgruppenbestimmung gebunden werden. Es ist auch kein Anhaltspunkt dafür ersichtlich, daß von den beiden Gutachtern bei ihrer Untersuchung, die zu übereinstimmenden Ergebnissen geführt hat, nicht alle gebotene Sorgfalt beobachtet worden ist und daß eine erneute Untersuchung ein anderes Ergebnis bringen würde."

Zu diesem Urteil des Bundesgerichtshofes veröffentlichte WEBLER eine Anmerkung in NJW 1957, S. 383. Der Bundesgerichtshof habe nunmehr entschieden, daß die absolute Geltung der Erbregeln für die Merkmale C und c im Sinne eines Naturgesetzes praktisch gesichert sei. Einschränkend bemerke der Bundesgerichtshof: „Dieser Beweiswert hängt entscheidend noch davon ab, ob die Blutgruppen bei den im Einzelfall beteiligten Personen richtig bestimmt sind." Der Verf. habe auf die besonderen Schwierigkeiten, die die Untergruppen C/c bereiten können, bereits aufmerksam gemacht. Auch dem Bundesgerichtshof seien diese Schwierigkeiten bekannt. WEBLER weist dann auf die Möglichkeit zu Fehlschlüssen bei der Blutgruppenbestimmung hin, wenn das Merkmal C^w nicht beachtet werde. Er ist der Ansicht, der Bundesgerichtshof hätte fordern müssen, daß ein ergänzendes Gutachten auf C^w erstattet werde. Diese Forderung stehe nicht gegen die freie Beweiswürdigung des Tatrichters über den Erbgang der Rh-Untergruppen, sondern ergebe sich aus einer dem Rh-System immanenten, der Fachwelt bekannten Besonderheit, die zwingend zu beachten sei, wenn Fehlentscheidungen ausgeschlossen werden sollten.

Diese Anmerkungen WEBLERS decken sich mit den Anschauungen von Dr. PIETRUSKY. Die Bedenken sind sachlich auch im Prinzip gerechtfertigt. Sie treffen jedoch für den hier zur Entscheidung stehenden Fall nicht zu. Der als Zweitgutachter tätig gewordene Sachverständige Dr. L. kennt und prüft erfahrungsgemäß die spezifische Wirksamkeit seiner Testseren genau. Er konnte im Jahre 1954 nach dem damaligen Stand der Wissenschaft und seiner Sachkenntnis nur ein Testserum Anti-C + Anti-C^w, also ein Testserum Anti-C mit Anti-C^w-Anteil verwendet haben. Bei jenem vom Bundesgerichtshof entschiedenen Fall jedoch wurde das Kind als c/c wegen seiner positiven Reaktion mit Anti-c und seiner negativen Reaktion mit Anti-C bestimmt. Hätte aber beim Kind ein Merkmal C^w vorgelegen, so hätten die Blutkörperchen des Kindes mit dem verwendeten Anti-C-Testserum reagieren müssen. Ein falscher Ausschluß auf Grund des Übersehens eines Merkmals C^w konnte also in dem entschiedenen Fall nicht zustande kommen, selbst wenn nicht mit reinem Anti-C^w-Testserum untersucht wurde. Inzwischen steht reines Anti-C^w-Serum zur allgemeinen Verfügung. Wenn, wie oben gefordert, Reinerbigkeitsausschlüsse nach C und c immer durch zusätzliche Verwendung eines Testserums Anti-C^w gesichert werden, so sind die Bedenken WEBLERS vollständig zu zerstreuen.

In LIND-MÖHR, 1957, Nr. 6 Blatt 210, wird von JOHANNSEN in einer Anmerkung zu demselben Bundesgerichtshofurteil ausgeführt, daß ein Blutgruppengutachten überhaupt nur dann einen Beweiswert haben könne, wenn feststehe, daß die Blutfaktoren oder Bluteigenschaften, von deren Vorliegen das Gericht ausgehe, auf Grund einwandfrei durchgeführter Untersuchungen richtig festgestellt seien. In der Mehrzahl aller Fälle bereite die zuverlässige Feststellung dieser Unterlagen den Sachverständigen die eigentlichen Schwierigkeiten. Aufgabe der Gerichte sei es daher, zunächst zu prüfen, ob die erforderlichen Feststellungen zuverlässig und einwandfrei getroffen sind. Das Gericht werde nur solche Sachverständigen auswählen dürfen, die die nötige Sachkunde besäßen und die in der Lage seien, mit den ihnen zur Verfügung stehenden Hilfsmitteln die erforderlichen Feststellungen einwandfrei und sicher zu treffen. Um Fehler auszuschalten, werde es in der Regel notwendig sein, eine Begutachtung durch zwei voneinander unabhängig arbeitende Sachverständige vornehmen zu lassen. Sei das Gericht in dieser Weise vorgegangen, dann könne, wenn die Sachverständigen zu einem übereinstimmenden Ergebnis gelangt seien, davon ausgegangen werden, daß die von ihnen getroffenen Feststellungen richtig seien. Diese Annahme sei jedoch dann nicht gerechtfertigt, wenn besondere Umstände es zweifelhaft erscheinen ließen, ob der betreffende Sachverständige die nötige Sorgfalt aufgewandt habe, oder ob er in der Lage gewesen sei, die Feststellungen einwandfrei und zuverlässig zu treffen. Die Beurteilung, ob die Feststellungen zuverlässig und einwandfrei getroffen seien, obliege den Tatgerichten im Rahmen des ihnen im § 286 ZPO eingeräumten Ermessens. Diese Entscheidung des Tatgerichts könne vom Revisionsgericht nur in sehr engen Grenzen nachgeprüft werden, z. B. darauf, ob das Gericht diese Würdigung überhaupt vorgenommen habe. Sollte das Urteil ergeben, daß das Gericht sich der bestehenden Schwierigkeit gar nicht bewußt gewesen ist, deshalb bei der Auswahl des Sachverständigen keine Rücksicht genommen und davon abgesehen hat, ein zweites Gutachten einzufordern, dann müßte das Urteil, sofern es auf diesem Verstoß beruhen könne, aufgehoben werden.

Die vom Gutachter gezogenen Schlüsse beruhten darauf, daß bestimmte wissenschaftliche Erfahrungssätze ähnlich wie ein Gesetz auf den festgestellten Sachverhalt angewandt werden. Aufgabe des Richters, der das Gutachten im Rechtsstreit verwerten wolle, sei es dann, sich darüber ein Urteil zu bilden, ob diese Erfahrungssätze richtig angewandt seien, ob sie allgemein und ausnahmslos gelten oder, wenn das nicht gesagt werden könne, ob auf Grund anderer Umstände anzunehmen sei, daß sie für den zur Entscheidung stehenden Fall zuträfen, daß es sich nicht um einen von dem Erfahrungssatz nicht gedeckten Ausnahmefall handele. Bei den Blutgruppenmerkmalen C/c scheine die Wissenschaft einhellig der Ansicht zu sein, daß auch diese Faktoren sich nach den Mendel'schen Gesetzen vererben. Meinungsverschiedenheiten beständen jedoch darüber, ob die Sachverständigen mit den ihnen im Augenblick zur Verfügung stehenden Hilfsmitteln in der Lage seien, das Vorhandensein dieser Blutgruppenfaktoren auf jeden Fall einwandfrei und sicher festzustellen. Das Berufungsgericht habe den von der Wissenschaft aufgestellten Regeln über die Vererbung der Blutgruppenfaktoren C/c einen vollen Beweiswert zugesprochen. Es spreche auch von einem absoluten Beweiswert. Der Bundesgerichtshof habe keine Stellung genommen zu der Frage, ob diese Regeln in der Tat ausnahmslos gelten. Er werde hierzu Stellung nehmen müssen, wenn in einem Verfahren gerügt werde, daß ein Gericht diesen nach Ansicht des Revisionsführers ausnahmslos gültigen Erfahrungssatz zu Unrecht für nicht allgemeingültig angesehen und daher nicht angewandt habe. In dem entschiedenen Fall habe der Bundesgerichtshof sich damit begnügen können auszuführen, daß es Sache des Tatrichters sei, zu entscheiden, welchen Beweiswert ein Erfahrungssatz habe und daß es nicht rechtsirrig sei, wenn das Oberlandesgericht angenommen habe, bei der angegebenen Erbregel handele es sich um einen allgemeingültigen Erfahrungssatz.

Aus diesen Ausführungen dürfe jedoch nicht geschlossen werden, daß nach Ansicht des Bundesgerichtshofes ein Oberlandesgericht mit bindender Wirkung für das Revisionsgericht feststellen könne, daß bestimmte Erfahrungssätze allgemein gültig seien und daß ihnen eine absolute Beweiskraft zukomme. Das wäre unmöglich; denn ein solches Naturgesetz könne nur allgemein gelten oder nicht gelten. Gelte es, dann sei es auch von jedem Gericht anzuwenden. Gelte es nicht, dann dürfe es von keinem Gericht angewandt werden, und jedes Urteil, das auf der Annahme beruhe, dieses in Wahrheit nicht bestehende Naturgesetz gelte und lasse keine Ausnahme zu, würde falsch und auch vom Revisionsgericht aufzuheben sein. Es wäre unverständlich, wenn das Revisionsgericht zwar prüfen könnte, ob ein Oberlandesgericht einen Erfahrungssatz von ausnahmsloser Gültigkeit außer acht gelassen hat, nicht aber, ob es seine Entscheidung irrig auf einen nicht bestehenden derartigen Erfahrungssatz gegründet hat.

Wende das Oberlandesgericht bei seiner Entscheidung einen bestimmmten Erfahrungssatz an und spreche es diesem allgemeine Gültigkeit, vollen oder absoluten Beweiswert zu, so liege darin wie auch in dem hier entschiedenen Fall in aller Regel nur die Feststellung, daß der angenommene Erfahrungssatz für diesen entschiedenen Fall gelten und vollen Beweiswert erbringe, da hier kein Tatbestand vorliege, der die Annahme rechtfertigen könne, es handele sich dabei um einen von dem Erfahrungssatz nicht gedeckten Ausnahmefall. Diese Feststellung könne das Tatsachengericht im Rahmen des ihm eingeräumten Ermessens treffen. Fehlerhaft wäre das Urteil dagegen, wenn das Oberlandesgericht zu Unrecht davon ausgehe, daß es keine Ausnahmen von dem Erfahrungssatz gebe, und wenn ferner ernsthaft die Möglichkeit in Betracht gezogen werden müsse, daß es sich bei dem zu entscheidenden Sachverhalt um eine solche Ausnahme handele. Ein in dieser Weise fehlerhaftes Urteil sei vom Revisionsgericht auf eine entsprechende Rüge aufzuheben.

Diesem Kommentar ist von medizinisch-wissenschaftlicher Seite nichts hinzuzufügen.

Pietrusky vertritt in seinem Buch „Das Blutgruppengutachten“ 2. Aufl. 1956 auf S. 46 und 47 den gleichen Standpunkt wie Webler in NJW 1957, S. 383 (vgl. oben). Die Bedenken Pietruskys gelten jedoch nur für die Fälle, in denen das Merkmal C^w, das Vorliegen von anderen Varianten oder das Vorliegen eines Genverlustes nicht beachtet bzw. untersucht wurde.

Zusammenfassend ist folgendes festzustellen:

Die von der Wissenschaft für die Blutgruppenmerkmale C und c angenommene Erbregel hat absolute Geltung im Sinne eines Naturgesetzes. Dies gilt für die sogenannten Reinerbigkeitsausschlüsse CC zu cc nur mit der Einschränkung, daß derartige Ausschlüsse durch Untersuchungen mit Testserum Anti-C^w zu sichern sind und geprüft werden muß, ob nicht das Merkmal C^w interveniert. Ferner muß auf das Vorliegen weiterer Varianten und auf das Vorliegen von Genverlust untersucht worden sein, und beide Fehlermöglichkeiten müssen ausgeschlossen worden sein. Bei Reinerbigkeitssausschlüssen wie im vorliegenden Fall, ist die Einholung eines zweiten Blutgruppengutachtens erforderlich.

Bei den übrigen Vaterschaftsausschlüssen (das Kind besitzt ein Merkmal C resp. c, das die Kindesmutter und der ausgeschlossene Mann nicht besitzen) ist die Einholung eines zweiten Blutgruppengutachtens, wenn die Richtlinien beachtet wurden, nicht mehr erforderlich, jedoch empfehlenswert.

Kommen morphologisch-genetische Untersuchungen noch in Betracht, wenn bereits ein serologischer Vaterschaftsausschluß auf Grund der Rhesus-Merkmale C und c vorliegt?

Wie bei der Vereinbarung der Konferenz der gerichtlichen Blutgruppen-Sachverständigen vom 13. 3. 1954 handelt es sich auch bei den Richtlinien der Deutschen Gesellschaft für Anthropologie um von einer privaten Personenmehrheit ausgehende Empfehlungen, die niemanden binden, soweit und solange sie jedoch dem Stande der Wissenschaft entsprechen, dem Sachverständigen eine brauchbare Hilfe zu geben vermögen.

In den hier vorliegenden „Richtlinien der Deutschen Gesellschaft für Anthropologie für die Erstattung anthropologisch-erbbiologischer Abstammungsgutachten in gerichtlichen Verfahren" aus dem Jahre 1950 ist unter Ziff. I Abs. 3 ausgeführt:

„Vor Durchführung der anthropologisch-erbbiologischen Untersuchungen ist die Blutgruppen- und die Blutfaktorenbestimmung unerläßlich, da auf Grund des AB0- oder MN-Systems ausgeschlossene Personen für eine weitere Untersuchung nicht mehr in Betracht kommen. Wie weit darüber hinaus die A-Untergruppen sowie die Faktoren P und Rh einen kategorischen Ausschluß der Vaterschaft im Sinne der §§ 1591 und 1717 BGB erlauben, soll hier nicht erörtert werden..."

Diese Richtlinien wie auch die Veröffentlichungen von Pietrusky aus dem Jahre 1949 entsprechen nicht mehr dem neuesten Stande der Wissenschaft. Damals war die Untersuchung der Rhesusfaktoren C, c, E und e in Vaterschaftssachen in Deutschland noch kaum eingeführt. Deshalb ist auch in den Richtlinien nur vom Faktor Rh die Rede, womit wohl der Rhesus-Standardfaktor D gemeint ist. Die Rhesus-Untergruppen und die Faktoren C und c sind überhaupt nicht erwähnt.

Inzwischen hat, wie dargetan, der serologische Ausschluß auf Grund der Rhesusfaktoren C und c den gleichen Beweiswert wie ein Ausschluß auf Grund der Blutgruppen AB0 und der Faktoren M und N erlangt. Seit Jahrzehnten wird bei einem solchen Vaterschaftsausschluß, wie dies auch in den genannten Richtlinien zum Ausdruck kommt, von einer anthropologisch-erbbiologischen Untersuchung mit Recht Abstand genommen. *Damit kommt aber auch nach dem neuesten Stande der Wissenschaft bei Personen, die auf Grund der Rhesusfaktoren C und c ausgeschlossen sind, eine anthropologisch-erbbiologische Untersuchung nicht mehr in Betracht.*

Welche Beweiskraft kommt dem Rhesus-Merkmal C^w nach den heutigen Erkenntnissen bei einem Vaterschaftsausschluß zu? Sind die Bedingungen zuverlässig erfüllt, die die Bewertung „Vaterschaft offenbar unmöglich" zulassen?

Das Blutgruppenmerkmal C^w wurde 1946 entdeckt. Seither wurde der analoge Antikörper Anti-C^w, mit dem sich das Merkmal C^w nachweisen läßt, häufig gefunden. Gut wirksame und spezifisch reagierende Testseren Anti-C^w stehen seit einigen Jahren allgemein zur Verfügung. In vielen Laboratorien wird die Bestimmung des Merkmals C^w in die Routine-Blutgruppenuntersuchungen eingeschlossen.

Bei Familienuntersuchungen stellte es sich heraus, daß das Merkmal C^w dem Rhesus-Blutgruppensystem zugehörig ist und daß es seinen Sitz am Genort der Merkmale C bzw. c hat. An diesem Genort kennt man also die Erbbilder

CC, CC^w, C^wC^w, Cc, C^wc und cc.

Diese Erbbilder sind auch mit den Testseren Anti-C, Anti-C^w und Anti-c bei der Blutgruppenbestimmung im Erscheinungsbild direkt nachweisbar, da die Merkmale des Rhesussystems kombinant vererbt werden (wie die Merkmale M und N), sich also *nicht* gegenseitig überdecken (wie dies z. B. bei den Merkmalen AB0 bekannt ist).

Das Merkmal C^w findet sich unter der europäischen Bevölkerung sehr selten. Es hat eine Häufigkeit von etwa 1,3 Prozent (England) bis 4,7 Prozent (Mitteldeutschland). Die Häufigkeit nimmt offensichtlich in Richtung Osten zu.

Das Merkmal C^w eröffnet im Vaterschaftsgutachten folgende Ausschlußmöglichkeiten:

Mutter	Kind	Ausschluß für einen Mann der Formel
CC	CC	C^wC^w sowie C^wc sowie cc
	CC^w	CC „ Cc „ cc
	Cc	CC „ CC^w „ C^wC^w
CC^w	CC	C^wC^w sowie C^wc sowie cc
	CC^w	cc
	Cc	CC „ CC^w „ C^wC^w
	C^wC^w	CC „ Cc „ cc
	C^wc	CC „ CC^w „ C^wC^w
C^wC^w	CC^w	C^wC^w sowie C^wc sowie cc
	C^wC^w	CC „ Cc „ cc
	C^wc	CC „ CC^w „ C^wC^w
Cc	CC	C^wC^w sowie C^wc sowie cc
	CC^w	CC „ Cc „ cc
	Cc	C^wC^w
	C^wc	CC „ Cc „ cc
	cc	CC „ CC^w „ C^wC^w
C^wc	CC^w	C^wC^w sowie C^wc sowie cc
	C^wC^w	CC „ Cc „ cc
	Cc	C^wC^w „ C^wc „ cc
	C^wc	CC
	cc	CC „ CC^w „ C^wC^w
cc	Cc	C^wC^w sowie C^wc sowie cc
	C^wc	CC „ Cc „ cc
	cc	CC „ CC^w „ C^wC^w

Dieser großen Zahl der möglichen Ausschlußkombinationen steht allerdings die Seltenheit des Merkmals C^w entgegen. Aus diesem Grunde ist die allgemeine Ausschlußchance bei dem Merkmal C^w äußerst gering. Sie beträgt nur ca. 4 %, d. h. nur 4 % der falsch in Anspruch genommenen Männer können mit Hilfe des Merkmals C^w ausgeschlossen werden.

Neben der Möglichkeit eines Vaterschaftsausschlusses hat das Merkmal C^w jedoch noch eine Bedeutung für die Sicherung des sog. Reinerbigkeitsausschlusses CC zu cc in Vaterschaftsgutachten. Übersieht man nämlich das Merkmal C^w, indem man die Blutproben nicht mit Anti-C^w-Serum prüft oder weil das verwendete Anti-C-Serum keine Anti-C^w-Komponente enthält, so könnte z. B. die Konstellation Kind CC^w, in Anspruch genommener Mann C^wc zu einem falschen Ausschluß führen. Die Mutter würde dann als Cc, das Kind fälschlich als CC und der Mann fälschlich als cc bestimmt werden. Aus diesem Grunde sehen die Richtlinien für die Ausführung gerichtlicher Blutgruppenuntersuchungen folgendes vor: „Mindestens eines der gebrauchsfertigen Anti-C-Testseren soll das Merkmal C^w in ausreichender Stärke miterfassen. . . Im Falle eines Ausschlusses durch entgegengesetzte Reinerbigkeit der Merkmale C und c (CC zu cc) muß auf die Möglichkeit des Vorliegens des Merkmals C^w geachtet werden."

Die Methoden der Bestimmung des Merkmals C^w bieten keine besonderen Schwierigkeiten. Sie sind identisch mit den Methoden zur Bestimmung der übrigen Merkmale des Rhesus-Blutgruppensystems.

Da reinerbige Personen vom Typ C^wC^w nur eine Häufigkeit von ca. 0,02 % in der europäischen Bevölkerung aufweisen, läßt sich die Mutter-Kind-Statistik zur Sicherung des Erbganges des Merkmals C^w nicht anwenden. Es müßten nämlich mehr als 25 000 Mutter-Kind-Paare untersucht werden. Wegen der Seltenheit des Merkmals C^w konnte man bisher den Erbgang des Merkmals C^w auch nur in einer geringen Anzahl von Familien verfolgen. Die bisher untersuchten Familien zeigten, daß das Merkmal C^w genau wie die übrigen Merkmale des Rhesussystems nach den Erbregeln vererbt wird. Die für die Abweichungsrate 1 : 500 (Wahrscheinlichkeit des richtigen Erbganges von 99,8 Prozent) erforderliche Zahl von Familien ist jedoch bei weitem noch nicht erreicht.

Da die Vererbung des Merkmals C^w, wie sich bei den bisher untersuchten Familien zeigte, analog den Merkmalen C und c vor sich geht, hätten sich — falls die Hypothese des Erbganges von C^w nicht richtig wäre — in der Vererbung der Merkmale C und c Unregelmäßigkeiten zeigen müssen. Der Erbgang dieser Merkmale ist jedoch absolut gesichert. Es ist bisher bei diesen Merkmalen erst eine Vererbungsunmöglichkeit zwischen Mutter und Kind publiziert worden, die nicht geklärt werden konnte (vgl. S. 22).

Die absolute statistische Sicherung des Erbganges der Merkmale C und c kann also indirekt zur Sicherung des Erbganges des Merkmals C^w herangezogen werden. Damit kann einem Vaterschaftsausschluß auf Grund des Merkmals C^w zur Zeit die Bewertung „Vaterschaft sehr unwahrscheinlich" zuerkannt werden. Das Merkmal C^w ist für sich allein aber zur Zeit noch nicht beweiskräftig genug, um die Bewertung „Vaterschaft offenbar unmöglich" anzuwenden.

Beweiswert des Rhesus-Merkmals D in gerichtlichen Vaterschaftssachen

Diese Beweisfrage wurde bereits auf den Seiten 14 bis 19 abgehandelt.

Kann einem Ausschluß auf Grund der Rhesus-Merkmale E und e die Bewertung „Vaterschaft offenbar unmöglich" zugemessen werden?

Die Blutgruppenmerkmale E und e (Nomenklatur nach Fisher und Race) gehören gemeinsam mit den Merkmalen D/d und C/c zum Rhesus-Blutgruppensystem. Das Rhesusstandardmerkmal D wurde im Jahre 1939 entdeckt. Ihm folgten in den Jahren bis 1948 die übrigen Merkmale. Die Merkmale E und e wurden bereits 1943 bzw. 1945 zum ersten Male beschrieben und untersucht. Mit Ausnahme der Eigenschaft d, für die noch kein Testserum zur Verfügung steht, sind alle Rhesusmerkmale mit den entsprechenden Testseren nachweisbar. Bei der Geburt sind die Merkmale bereits voll ausgebildet. In den letzten Jahren entdeckte man zu den Merkmalen E und e zwei sehr selten vorkommende Varianten, nämlich E^u und E^w. Diese Varianten sind nur mit speziellen Testseren oder mit Hilfe komplizierterer Untersuchungsmethoden nachweisbar.

Erfahrungsgemäß gilt für die Merkmale des Rhesussystems folgendes: Sie werden genau wie die Blutgruppen AB0 und MN nach den Mendelschen Regeln vererbt. Die Vererbung erfolgt wie bei MN kombinant. Liegen also die Anlagen E und e zusammen vor, so sind sie auch im Erscheinungsbild nebeneinander nachweisbar. Unterschiedliche Auffassungen über den Sitz und die Anordnung der Erbanlagen im Zellkern (Theorie von Wiener gegen Fisher/Race) haben nur theoretisches Interesse und sind für das gerichtliche Vaterschaftsgutachten ohne Bedeutung, vorausgesetzt, daß man der vorsichtigen Formulierung von Fisher und Race folgt, wie es in Europa auch allgemein üblich ist.

Erbgang der Merkmale E/e nach Fisher/Race:

Mit den Testseren Anti-E und Anti-e können die Erscheinungsbilder EE, Ee und ee festgestellt werden, die den Erbbildern E/E (reinerbig E), E/e (mischerbig) und e/e (reinerbig e) entsprechen.

Ein Elternteil EE kann kein Kind ee haben und umgekehrt. Aus der Elternkombination EE × ee gehen nur mischerbige (Ee) Kinder hervor. Bei der Konstellation EE × Ee müssen die Kinder EE oder Ee sein; bei der Konstellation ee × Ee müssen die Kinder ee oder Ee sein.

Ausschlußmöglichkeiten:

Mutter	Kind	Ausschluß bei einem Mann der Formel
EE	EE	ee
EE	Ee	EE
Ee	EE	ee
Ee	ee	EE
ee	Ee	ee
ee	ee	EE

Ein mischerbiger Mann (E/e) hat also keinerlei Ausschlußchancen (bei alleiniger Betrachtung der Merkmale E und e).

Gerichtlicher Beweiswert der Merkmale E und e

Die Merkmale E und e können mit den Testseren Anti-E und Anti-e nachgewiesen werden; es sind also die Genotypen (Erbbilder) direkt feststellbar. Reinerbige Mütter können keine reinerbigen Kinder des entgegengesetzten Typs haben und umgekehrt (siehe oben). Bei den Merkmalen E und e kann man also die sogenannte Mutter-Kind-Statistik zur Beurteilung des Sicherheitsgrades des angenommenen Erbganges verwenden.

WICHMANN (Ztschr. f. Immunforschung *111* (1954), S. 121) konnte unter Vermeidung von Doppelzählungen 972 derartige Mutter-Kind-Paare, die technisch und methodisch einwandfrei untersucht waren, zusammenstellen. Dabei wurde keine Ausnahme von der Regel beobachtet. Es liegt also bereits mindestens ein Sicherheitsgrad von 1 : 972 vor. Tatsächlich ist das untersuchte Familiengut aber noch erheblich größer, da nur wenige Autoren spezifizierte Mutter-Kind-Statistiken veröffentlicht haben.

Die Anforderungen des Robert Koch-Institutes zur Zulassung der Bewertung „Vaterschaft offenbar unmöglich" sind damit bereits überschritten unter der Voraussetzung, daß alle diese 972 Fälle technisch und methodisch korrekt untersucht wurden, was angenommen werden muß, da es sich um Forschungsfälle handelt, die von international anerkannten Fachserologen untersucht wurden.

Bisher ist auch in der gesamten Weltliteratur noch kein bewiesener Fall einer Abweichung vom festgestellten Erbgang bekanntgeworden.

Weil der Erbgang der Merkmale E und e des Rhesussystems absolut gesichert ist, und wenn die oben angeführten technischen Voraussetzungen vorliegen, *ist einem Ausschluß der Vaterschaft nach den Merkmalen E und e des Rhesussystems eine absolute, jeden Gegenbeweis ausschließende Beweiskraft zuzumessen, ohne Einschränkung jedoch nur dann, wenn das Kind ein Merkmal aufweist, das der Kindesmutter und dem Mann fehlt. Beispiele:*

Das Kind ist mischerbig E/e, besitzt also ein normal ausgeprägtes Merkmal E und ein normal ausgeprägtes Merkmal e, die Kindesmutter und der Mann sind reinerbig e/e, besitzen also kein normales Merkmal E wie das Kind.

In diesen Fällen erscheint nach Verwendung von je 2 verschiedenen Testseren nach dem heutigen Stand der Wissenschaft die Einholung eines Zweitgutachtens auch nicht mehr notwendig.

Dies gilt jedoch nicht ohne Einschränkung für die sogenannten Reinerbigkeitsausschlüsse. Bei diesen gründet sich der Ausschluß der Vaterschaft ohne Berücksichtigung des Rhesustypes der Kindesmutter auf die Tatsache, daß das Kind und der Mann gegenteilig reinerbig sind, z. B. Kind reinerbig e/e, Mann reinerbig E/E, oder umgekehrt. Bei derartigen Reinerbigkeitsausschlüssen besteht die Möglichkeit, daß die in den letzteren Jahren entdeckten *Varianten* der Merkmale E und e oder ein *Genverlust,* also ein Fehlen der Merkmale E und e überhaupt, intervenieren. An Varianten der Merkmale E und e kennen wir bisher die Merkmale E^u und E^w. Die Varianten der Merkmale E und e sind in der Gesamtbevölkerung äußerst selten; ebenso selten ist ein Genverlust.

Da die verschiedenen Testseren diese Merkmale in unterschiedlicher Weise erfassen können, ist zu empfehlen, daß alle Parteien und Zeugen eines Gutachtenfalles, wenn irgend möglich, mit denselben gut wirksamen Testseren entsprechend den oben erwähnten Richtlinien unter gleichen Bedingungen untersucht werden. Testseren, die die Varianten der Merkmale E und e direkt nachweisen, stehen bisher nicht zur Verfügung.

Die Erkennung von Varianten oder eines Genverlustes wurde bereits auf S. 17 ausführlich beschrieben.

Ist das Vorliegen von Varianten der Merkmale E und e sowie das Vorliegen eines Genverlustes ausgeschlossen, so ist im vorliegenden Fall die Vaterschaft des Beklagten als „den Umständen nach offenbar unmöglich" anzusehen. Der Ausschluß hat wie bei den Blutgruppen AB0 eine absolute, jeden Gegenbeweis ausschließende Beweiskraft.

Welchen Beweiswert besitzt das Blutgruppenmerkmal Kell?

Das Blutgruppensystem Kell (benannt nach der englischen Patientin, bei der 1945 der erste Antikörper Anti-Kell gefunden wurde) besteht aus mehreren Merkmalen. Das Merkmal K wurde 1945 in England entdeckt. 1949 fand man in Amerika ein weiteres Merkmal, das später mit k bezeichnet wurde. 1956 wurde in Amerika ein weiteres Merkmal (Kp^a) beschrieben. Bald folgte die Entdeckung des Merkmals Kp^b. Es wird angenommen, daß noch zwei weitere Merkmale (Kp^c und K_0 existieren.

Von den das Kell-System bestimmenden Testseren ist nur Anti-K (Anti-Kell) allgemein verfügbar. Da das Kell-System also bisher serologisch nicht voll erfaßt werden kann, muß sich das blutgruppenserologische Vaterschaftsgutachten zur Zeit noch auf die Untersuchung des Merkmals K (Kell) beschränken. Derartige Untersuchungen werden von den Sachverständigen in Deutschland seit etwa 6 Jahren in größerem Umfange durchgeführt.

Die Merkmale des Kell-Systems werden genau wie die Blutgruppen AB0 und MN nach den Mendelschen Regeln vererbt. Die Vererbung erfolgt wie bei den Merkmalen M und N kombinant. Liegen also die Anlagen K und k vor, so sind sie mit den entsprechenden Testseren auch im Erscheinungsbild nebeneinander nachweisbar. Eine Überdeckung (Dominanz) der Erbanlagen eines Merkmales des Kell-Systems durch ein anderes Merkmal ist bisher nicht beobachtet worden und auch nicht zu erwarten.

Ausschlußmöglichkeiten

Da zur Zeit nur mit dem Testserum Anti-K untersucht werden kann, besteht im Kell-System nur eine Ausschlußmöglichkeit: Wenn die Kindesmutter Kell-negativ ist, also das Merkmal K nicht aufweist, das Kind jedoch Kell-positiv ist, also das Merkmal K aufweist, so muß das Merkmal K des Kindes von dessen Erzeuger vererbt worden sein. Als Erzeuger eines Kell-positiven Kindes einer Kell-negativen Mutter sind alle die Männer auszuschließen, die das Merkmal Kell nicht aufweisen, also Kell-negativ sind.

Die Häufigkeit des Merkmals Kell (K) in der unausgewählten Bevölkerung Deutschlands beträgt etwa 7 %. Diese geringe Häufigkeit bedingt auch eine niedrige Ausschlußchance im blutgruppenserologischen Vaterschaftsgutachten. Nagel (Ztschr. Hyg. *140* (1954/55) S. 578) berechnet die maximale Ausschlußchance durch das Merkmal Kell mit 3,24 % für alle Männer und eine praktische Ausschlußquote von 1,43 %.

Gerichtlicher Beweiswert des Merkmals Kell

Wegen des Fehlens der übrigen Testseren des Kell-Systems kann die sogenannte Mutter-Kind-Statistik nicht angewendet werden. Statistische Untersuchungen zum Erbgang des Merkmals Kell müssen sich also auf die Untersuchung bekannter *Familien* beschränken, was bei der Seltenheit und dem Preis der Testseren Anti-Kell außerordentlich schwierig ist. Auswertbar sind zudem nur die sogenannten „kritischen Familien“. Dabei handelt es sich um Familien, bei denen sowohl die Blutkörperchen der Mutter als auch die des Vaters mit Anti-Kell negativ reagieren, d. h. beide Elternteile dürfen das Merkmal Kell nicht aufweisen.

Aus diesen Familien dürfen nur Kinder stammen, die ebenfalls das Merkmal Kell nicht aufweisen, deren Blutkörperchen also mit Anti-Kell negativ reagieren.

Nach den vorliegenden Literaturangaben (Race und Sanger: Die Blutgruppen des Menschen, Stuttgart 1958, sowie Schulze, M., Dissertation, Erfurt 1959) wurden bisher 675 derartige „kritische Familien“ (Kell-negativ × Kell-negativ) mit 1734 Kindern untersucht. Sämtliche 1734 Kinder dieser Familien waren entsprechend der Erbregel Kell-negativ. Da jedes Kind für sich einen Fall von Vererbung darstellt, verfügt man bisher über mindestens 1734 veröffentlichte Fälle von gesicherter Vererbung im Kell-System. Es ist damit zu rechnen, daß noch weitaus mehr Familien untersucht, jedoch nicht veröffentlicht wurden. Hätte man aber einen Fall gefunden, der gegen die Erbregeln verstößt, so wäre mit der Veröffentlichung dieses Falles zu rechnen gewesen.

Nach den Anforderungen des Robert Koch-Institutes wäre damit unter der Voraussetzung, daß diese Fälle technisch und methodisch korrekt untersucht wurden, was bei diesen Fällen zu unterstellen ist, einem Ausschluß nach Kell bereits die Bewertung „Vaterschaft offenbar unmöglich“ zuzuerkennen. Das gilt jedoch nur für die oben aufgeführte Ausschlußmöglichkeit Kind Kell-positiv, Mutter und in Anspruch genommener Mann Kell-negativ, nicht aber für sogenannte Reinerbigkeitsausschlüsse.

In der Praxis wird jedoch diese „theoretische“ Beweiskraft der massenstatistischen Erhebungen aus Gründen, die in der Person des Untersuchers und in der Methodik liegen können, eine gewisse Einschränkung erfahren.

Die „Richtlinien für die Ausführung gerichtlicher Blutgruppenuntersuchungen“ des Bundesgesundheitsamtes (Bundesgesundheitsblatt *3* (1960), S. 184) enthalten die für die Bestimmung des Merkmals Kell erforderlichen Kautelen sowie die notwendigen Kontrollen.

Hat der Sachverständige diese Richtlinien beachtet und wurden die Befunde durch einen zweiten erfahrenen Sachverständigen bestätigt, so kann einem Ausschluß auf Grund einer Vererbungsunmöglichkeit innerhalb des Merkmals Kell die Bewertung „Vaterschaft offenbar unmöglich“ zuerkannt werden.

Ist das Blutgruppenmerkmal Duffy^a (Fy^a) einwandfrei gesicherten Erbregeln unterworfen und unter welchen Voraussetzungen ist einem Ausschluß nach Duffy^a die Bewertung „Vaterschaft offenbar unmöglich" zuzubilligen?

Das Blutgruppensystem Duffy (benannt nach dem englischen Patienten, bei dem der erste Antikörper Anti-Fy^a gefunden wurde) besteht aus den Merkmalen Fy^a und Fy^b. Das Merkmal Fy^a wurde 1950 durch Cutbush und Mollison in England entdeckt. 1951 fanden Pettenkofer, Mourant und Mitarbeiter das noch fehlende Merkmal Fy^b.

Die Merkmale Fy^a und Fy^b werden genau wie die Blutgruppen AB0 und MN nach den Mendelschen Regeln vererbt. Die Vererbung erfolgt wie bei MN kombinant. Liegen also die Anlagen Fy^a und Fy^b zusammen vor, so sind sie auch im Erscheinungsbild nebeneinander nachweisbar.

Mit den Testseren Anti-Fy^a und Anti-Fy^b können die folgenden Erscheinungsbilder festgestellt werden:

Fy^{a}Fy^a (Fy^a+Fy^b−)
Fy^{a}Fy^b (Fy^a+Fy^b+)
Fy^{b}Fy^b (Fy^a−Fy^b+)

Wie bei den Merkmalen M und N sind die Erscheinungsbilder mit den Erbbildern identisch. Bei der Geburt sind die Merkmale Fy^a und Fy^b bereits voll ausgebildet.

Ein Elternteil Fy^{b}Fy^b kann kein Kind Fy^{a}Fy^a haben und umgekehrt. Bei einem Kind mit einem Merkmal Fy^a muß mindestens ein Elternteil ebenfalls das Merkmal Fy^a aufweisen.

Ausschlußmöglichkeiten:

Mutter	Kind	Ausschluß bei einem Mann der Formel
Fy^{a}Fy^a	Fy^{a}Fy^a	Fy^{b}Fy^b
Fy^{a}Fy^a	Fy^{a}Fy^b	Fy^{a}Fy^a
Fy^{a}Fy^b	Fy^{a}Fy^a	Fy^{b}Fy^b
Fy^{a}Fy^b	Fy^{a}Fy^b	—
Fy^{a}Fy^b	Fy^{b}Fy^b	Fy^{a}Fy^a
Fy^{b}Fy^b	Fy^{a}Fy^b	Fy^{b}Fy^b
Fy^{b}Fy^b	Fy^{b}Fy^b	Fy^{a}Fy^a

Die Kombinationen

Mutter Fy^{a}Fy^a, Kind Fy^{b}Fy^b und
Mutter Fy^{b}Fy^b, Kind Fy^{a}Fy^a sind unmöglich.

Ein mischerbiger Mann, also mit der Formel Fy^{a}Fy^b, hat im Duffy-System keinerlei Ausschlußchance.

Die Häufigkeitsverteilung der Merkmale Fy^a und Fy^b in der unausgewählten Gesamtbevölkerung Mitteleuropas liegt ähnlich günstig wie beim MN-System:

Fy^{a}Fy^a	17,2 %	M	26,0 %
Fy^{a}Fy^b	48,5 %	MN	50,0 %
Fy^{b}Fy^b	34,3 %	N	24,0 %

Das Duffy-System wird also wegen seiner wie bei den Merkmalen MN und den Merkmalen C/c des Rhesusystems sehr hohen „maximalen Ausschlußchance" eine große Bedeutung für den blutgruppenserologischen Vaterschaftsausschluß erlangen.

Gerichtlicher Beweiswert der Merkmale Fy^a und Fy^b

(Vgl. S. 8)

Zunächst muß festgestellt werden, daß zum direkten Nachweis des Merkmales Fy^b erst ein Testserum gefunden wurde, das heute aber nicht mehr zur Verfügung steht. Bis zur Auffindung anderer Seren Anti-Fy^b entfällt also die Bestimmung des Merkmales Fy^b im Vaterschaftsgutachten.

Mangels eines Testsereums Anti-Fy^b kann auch die sog. Mutter-Kind-Statistik nicht angewendet werden. Statistische Untersuchungen zum Erbgang des Duffy-Systems müssen sich also auf die Untersuchung bekannter *Familien* beschränken, was bei der Seltenheit und dem Preis der Testseren Anti-Fy^a außerordentlich schwierig ist. Auswertbar sind zudem nur die sog. „kritischen Familien“. Dabei handelt es sich um Familien, bei denen sowohl die Blutkörperchen der Mutter als auch die des Vaters mit Anti-Fy^a negativ reagieren, d. h. beide Elternteile müssen Fy^{b}Fy^b sein. Aus diesen Familien dürfen nur Kinder stammen, die ebenfalls Fy^{b}Fy^b sind, deren Blutkörperchen also mit Anti-Fy^a negativ reagieren.

Nach einer Mitteilung von HÄSSIG aus dem Jahre 1954 (Mod.Probl. d. Pädiatrie *I*, Bibl. Pädiatr. Fasc. 38, p. 654) wurden bis zu diesem Zeitpunkt 395 Familien mit 1028 Kindern mit Anti-Fy^a von Experten zuverlässig untersucht. Diese Anzahl dürfte sich inzwischen beträchtlich vermehrt haben. Jedoch finden sich darüber keine Angaben in der Literatur. Im Robert Koch-Institut wurden inzwischen weitere 3 Familien mit 8 Kindern untersucht. Unter diesem Untersuchungsgut befanden sich 48 „kritische Familien“ (Fy^a-negativ $\times$ Fy^a-negativ) mit 124 Kindern. Sämtliche 124 Kinder dieser Familien waren entsprechend der Erbregel Fy^a-negativ. Da jedes Kind für sich einen Fall von Vererbung darstellt, verfügt man bisher über mindestens 124 Fälle von gesicherter Vererbung im Duffy-System. Damit entspricht der festgestellte Erbgang mit einer Wahrscheinlichkeit von mindestens 1 : 124 oder 99 % dem postulierten Erbgang. Darüber stimmen die bei den übrigen 912 Kindern gefundenen Häufigkeiten der Duffy-Merkmale genau mit den auf Grund der elterlichen Merkmalhäufigkeit nach den Erbregeln rechnerisch zu erwartenden Häufigkeiten überein. Damit ist eine weitere erhebliche statistische Sicherung des Erbganges erfolgt.

Nach den Anforderungen des Robert Koch-Institutes wäre damit unter der Voraussetzung, daß diese Fälle technisch und methodisch korrekt untersucht wurden, was bei diesen Fällen zu unterstellen ist, einem Ausschluß nach Fy^a vorerst die Bewertung „Vaterschaft sehr unwahrscheinlich“ zuzuerkennen.

Bisher ist auch in der gesamten Weltliteratur trotz der zahlreichen Untersuchungen, die sicher ein Mehrfaches der oben angegebenen Zahl darstellen, noch kein einziger Fall einer Abweichung vom festgestellten Erbgang bekannt geworden.

In der Praxis wird jedoch diese „theoretische“ Beweiskraft der massenstatistischen Erhebungen eine erhebliche Einschränkung erfahren, und zwar in dem Ausmaß, wie sich weniger erfahrene Gutachter an der Bestimmung der Duffy-Merkmale beteiligen.

Die Zuverlässigkeit der im Einzelfall durchgeführten Blutgruppenbestimmungen muß daher stets in die richterliche Beurteilung des Beweiswertes einbezogen werden. Die „Arbeitsanweisung für die Ausführung gerichtlicher Blutgruppenuntersuchungen“ (im Auftrage des RMI bearbeitet im Robert Koch-Institut, Berlin 1940) und die „Richtlinien für die Ausführung der Blutgruppenuntersuchungen und Einführung einer staatlichen Prüfung der dabei Verwendung findenden Testseren“ (RdErl. d. RuPrMdl und des RJM vom 26. 5. 1937 – IV B 12296/37/ 4396 und IV b 4042) sollen bei den Blutgruppen AB0 und MN die Gewähr für die richtige Durchführung der Blutgruppenbestimmung geben.

Die besonderen Verhältnisse des Duffy-Systems konnten in der Arbeitsanweisung und in diesen Richtlinien keine Berücksichtigung finden, da es seinerzeit noch nicht bekannt war.

Testseren:

Nach den erwähnten Anweisungen soll jedes Blutgruppenmerkmal mit mindestens je zwei verschiedenen Testseren untersucht werden, von denen eines staatlich geprüft sein muß.

Anti-Fy^a-Testseren werden heute von mehreren Firmen hergestellt. Dabei ist zu unterstellen, daß die Seren von jeweils anderen Serumspendern stammen, da dem staatlichen Prüfungsinstitut der Name des Serumspenders von der Firma mitgeteilt werden muß. Um diese Sicherheit zu gewinnen, sollen zur Bestimmung der Duffy-Merkmale – zumindest im Falle eines Ausschlusses – *zwei* staatliche geprüfte Testseren von *jeweils einer anderen Firma* für jedes Merkmal verwendet werden, da Testseren einer Firma auch mit verschiedenen Kontrollnummern durchaus vom gleichen Serumspender stammen können.

Testseren US-amerikanischer Herkunft können als staatlich geprüft betrachtet werden, obwohl sie einer staatlichen Prüfung in Deutschland nicht unterliegen, da diese Seren den Minimum Requirements der National Institutes of Health des US-Department of Health, Education and Welfare, entsprechen müssen, die eine Gewähr für Spezifität und Wirksamkeit der Seren bieten.

Methodik:

Die Testseren zur Bestimmung des Merkmales Fy^a enthalten die sogenannten inkompletten Antikörper. Die technische Durchführung der Untersuchung unterscheidet sich deshalb grundsätzlich von der Bestimmung der ABO- und MN-Blutgruppen. Es muß ein komplizierter Untersuchungsgang, bei dem ein zweites, auf einem völlig anderen Prinzip beruhendes Antiserum verwendet wird, eingeschaltet werden (Antiglobulintest nach Coombs). Da diese Methodik sehr viele Fehlerquellen in sich birgt, sind eine große Reihe von Kontrollen bei der Versuchsanordnung zu beachten. Eine völlige Beherrschung der Untersuchungsmethodik kann zur Zeit nur bei sehr wenigen Sachverständigen vorausgesetzt werden.

Eine weitere große Schwierigkeit liegt in der begrenzten Möglichkeit der Beschaffung geeigneter Kontroll-Blutproben. Für die Bestimmung des Merkmals Fy^a ist je ein Fy^a-positives und ein Fy^a-negatives Kontrollblut der gleichen AB0-Blutgruppe wie die der zu untersuchenden Blutproben erforderlich. Einwandfrei auf das Merkmal Fy^a untersuchte Kontroll-Blutproben stehen aber nur sehr wenigen Sachverständigen zur Verfügung. So haben die Vorgutachter auch in ihrem Gutachten offen zum Ausdruck gebracht, daß sie keine geeigneten Kontroll-Blutproben besitzen.

Untertypen, eine sprunghafte Änderung der Erbmasse (Mutation) oder eine Einwirkung von anderen Erbanlagen (Epistase) sind im Duffy-System nicht beobachtet worden. Jedoch muß auf Grund der bereits erwähnten technischen und methodischen Mängel im Einzelfall und den gegebenen Begrenzungen mit einer gewissen Unsicherheit in der zuverlässigen Feststellung der Merkmale Fy^a und Fy^b gerechnet werden.

Um die Zuverlässigkeit der Untersuchung zu gewährleisten, dürfte es sich dringend empfehlen, in jedem Falle eines auf den Merkmalen Fy^a und Fy^b beruhenden Vaterschaftsausschlusses die A.V. des RMI vom 20. 3. 1939 — 3470 — IV b^2 357 — sinngemäß anzuwenden und ein Zweitgutachten bei einem in der Bestimmung der Duffy-Merkmale besonders erfahrenen Sachverständigen einzuholen.

Zusammenfassendes Ergebnis

Das bisher in Hinsicht auf das Merkmal Fy^a untersuchte Familiengut entspricht den vom Robert Koch-Institut gestellten Anforderungen für die Bewertung „Vaterschaft sehr unwahrscheinlich".

Diese Bewertung kann aber nur einem Ausschluß zuerkannt werden, dessen blutgruppenserologische Befunde durch einen in der Bestimmung des Merkmales Fy^a besonders erfahrenen Experten in einem Zweitgutachten bestätigt wurde.

Die Bewertung „Vaterschaft offenbar unmöglich" kann einem Ausschluß nach Fy^a zur Zeit noch nicht zuerkannt werden.

Beweiswert der Haptoglobintypen

Die Haptoglobine sind seit mehr als 20 Jahren als Bestandteile des Serumeiweißes bekannt. Es sind in Wasser gelöste Eiweißkörper, in dem die Blutkörperchen suspendiert sind. Haptoglobin vermag den roten Blutfarbstoff, der bei bestimmten Krankheiten aber auch normalerweise aus den roten Blutkörperchen austritt, fest an sich zu binden. Wie alle Eiweißkörper wandern die Haptoglobine im elektrischen Feld (Elektrophorese). 1955 konnte Smithies zeigen, daß sich unter bestimmten Versuchsbedingungen mit der Elektrophorese in einem Stärke-Gel mindestens drei verschiedene Haptoglobintypen nachweisen lassen, die sich durch ihre Wanderungsgeschwindigkeit unterscheiden. Man bezeichnet diese Typen als Hp 1-1, Hp 2-1 und Hp 2-2. Jeder Mensch besitzt einen dieser drei Typen unveränderlich während seines Lebens. Spätstens im 6., meist schon im 3. Lebensmonat, ist der Haptoglobintyp voll ausgeprägt. In der Bevölkerung zeigen die Haptoglobintypen eine verschieden große Häufigkeit, die für die Bevölkerung fest umrissener Gebiete konstant ist. Für Mitteleuropa ermittelte man die folgende Häufigkeitsverteilung (in abgerundeten Zahlen):

Typ Hp 1-1 = 16 %
Typ Hp 2-1 = 48 %
Typ Hp 2-2 = 36 %.

Smithies stellte außerdem fest, daß die Haptoglobintypen erblich sind. Sie werden genau wie z. B. die Merkmale M und N, aber unabhängig von allen bekannten Blutgruppensystemen, kombinant nach Mendel vererbt. Liegen also z. B. die Anlagen Hp^1 und Hp^2 zusammen vor, so ist dies auch im Erscheinungsbild nachweisbar (Hp 2-1). Das Erbbild Hp^1/Hp^1 bewirkt das Erscheinungsbild Hp 1-1, das Erbbild Hp^2/Hp^2 bewirkt das Erscheinungsbild Hp 2-2.

Ein Elternteil Hp 1-1 kann kein Kind vom Typ 2-2 haben und umgekehrt. Aus der Elternkombination Hp 1-1 × Hp 2-2 gehen nur mischerbige (Hp 2-1) Kinder hervor. Bei der Konstellation Hp 1-1 × Hp 2-1 müssen die Kinder Hp 1-1 oder Hp 2-1 sein; bei der Konstellation Hp 2-2 × Hp 2-1 müssen die Kinder Hp 2-2 oder Hp 2-1 sein. Sind beide Elternteile mischerbig Hp 2-1, so können die Kinder allen 3 Erscheinungsbildern angehören.

Ausschlußmöglichkeiten:

Mutter	Kind	Ausschluß bei einem Mann vom Typ
Hp 1—1	Hp 1—1	Hp 2—2
Hp 1—1	Hp 2—1	Hp 1—1
Hp 2—1	Hp 1—1	Hp 2—2
Hp 2—1	Hp 2—2	Hp 1—1
Hp 2—2	Hp 2—1	Hp 2—2
Hp 2—2	Hp 2—2	Hp 1—1

Ein mischerbiger Mann (Hp 2-1) hat also bezüglich der Haptoglobintypen keinerlei Ausschlußchancen.

Für einen Beklagten, der nicht Vater des klagenden Kindes ist, besteht durch die Bestimmung der Haptoglobine eine Ausschlußchance von etwa 18 %, d. h. von 100 solchen Beklagten können mit Hilfe der Haptoglobinbestimmung allein 18 Männer ausgeschlossen werden.

Gerichtlicher Beweiswert der Haptoglobintypen

(Vgl. S. 8)

Bezüglich der Haptoglobintypen kann man, da reinerbige Mütter keine reinerbigen Kinder des entgegengesetzten Typs haben dürfen, die sogenannte Mutter-Kind-Statistik zur Beurteilung des Sicherheitsgrades des angenommenen Erbgangs verwenden.

Das Robert Koch-Institut des Bundesgesundheitsamtes hat eine Umfrage bei zahlreichen Sachverständigen über ihre Erfahrungen und ihre Ergebnisse bei der Bestimmung der Haptoglobintypen vorgenommen. Dabei konnte auch das Ergebnis einer Umfrage von Baitsch, Schwarzfischer und Ziegelmayer mit verwendet werden. Unter Vermeidung von Doppelzählungen ließen sich bisher 5717 derartige „kritische" Mutter-Kind-Paare, von denen also ein Teil reinerbig ist und die technisch und methodisch einwandfrei untersucht wurden, ermitteln. Dabei wurde keine Ausnahme von der Erbregel beobachtet. Es liegt also bei den Haptoglobintypen ein Sicherheitsgrad von mindestens 1 : 5717 vor. Tatsächlich ist das untersuchte Familiengut aber noch erheblich größer, da viele Untersuchungen, besonders des Auslandes, nicht erfaßt wurden. Bisher ist in der Fachliteratur noch kein Fall einer Abweichung von der Erbregel veröffentlicht worden.

Für die Haptoglobintypen sind damit die Anforderungen des Robert Koch-Institutes zur Zulassung der Bewertung eines Ausschlusses mit „Vaterschaft offenbar unmöglich" bereits weit überschritten.

Entsprechend folgert ein Erlaß des Bayerischen Staatsministeriums der Justiz vom 21. 3. 1961 (Az. 3470 – I – 219/61): „Auf Grund des vorliegenden Beobachtungsgutes vieler tausend Fälle kann der Erbgang der Haptoglobine als genügend gesichert gelten. Die Ausschlußmöglichkeiten in der Erkennung eines Nichtvaters erhöhen sich durch Einbeziehung der Haptoglobine um etwa 18 %. Von der Haptoglobinbestimmung kann daher heute in Paternitätsprozessen nicht mehr abgesehen werden."

In der Praxis wird die Beweiskraft der massenstatistischen Erhebungen eine Einschränkung erfahren müssen, und zwar in dem Ausmaß, wie sich weniger erfahrene Gutachter an der Bestimmung der Haptoglobine beteiligen. Die Zuverlässigkeit der im Einzelfall durchgeführten Bestimmung muß daher stets in die richterliche Beurteilung des Beweiswertes einbezogen werden.

Die Umfrage des Robert Koch-Institutes hat ein weiteres Ergebnis erbracht: *Zur Zeit* verfügen die Sachverständigen für gerichtliche Blutgruppenuntersuchungen über sehr unterschiedlich große Erfahrungen auf dem Gebiet der Haptoglobinbestimmung. Während einige Sachverständige überhaupt noch keine Haptoglobinbestimmungen durchführen, viele mit der Methode schon recht vertraut sind, verfügen andere bereits über ein Untersuchungsgut von vielen Hundert oder Tausend Fällen.

Die Richtlinien für die Ausführung gerichtlicher Blutgruppenuntersuchungen (BAnz. Nr. 106 vom 3. 6. 1960) sind nur indirekt für die Haptoglobinbestimmung anwendbar. Für die Technik und Methodik der Untersuchung gibt es noch keine Leitsätze. Zur Zeit sind mehrere Modifikationen der Methodik nach Smithies üblich, die alle in der Hand des mit ihnen jeweils vertrauten Untersuchers gut ablesbare, verläßliche Ergebnisse zu liefern vermögen. Eine Bestimmung der Haptoglobine muß eine zweimalige Untersuchung jeder Probe in getrennten Arbeitsgängen umfassen. Zur Kontrolle müssen bekannte Proben der 3 Haptoglobintypen mitgeführt werden.

In seltenen Fällen von bestimmten Krankheiten können die Haptoglobine vorübergehend fehlen (Ahaptoglobinämie). Dieser Zustand ist bei geeigneter Technik leicht zu erkennen. Weiter sind in äußerst seltenen Fällen Varianten bzw. atypische Bilder beschrieben worden. Für diese Fälle gilt der Satz aus den Richtlinien für die Ausführung gerichtlicher Blutgruppenuntersuchungen: „Nur eindeutig ermittelte und gesicherte Befunde sollen im Gutachten ausgewertet werden."

Solange die Haptoglobinbestimmung noch nicht allgemein eingeführt ist, sollte bei jedem Ausschluß einer Vaterschaft auf Grund einer Vererbungsunmöglichkeit bezüglich der Haptoglobine ein *Zweitgutachten* von einem weiteren Sachverständigen eingeholt werden. Kommt dieser zu den gleichen eindeutigen Befunden, *so ist einem Ausschluß der Vaterschaft auf Grund der Haptoglobintypen bereits jetzt eine absolute, jeden Gegenbeweis ausschließende Beweiskraft zuzumessen.*

Wann und aus welchem Grunde sind Zweitgutachten beim Vaterschaftsausschluß erforderlich?

Die Richtlinien für die Ausführung gerichtlicher Blutgruppenuntersuchungen (BAnz. 1960 Nr. 106 S. 2) sagen über die Erstattung eines Zweitgutachtens folgendes aus: „In geeigneten Fällen wird der Sachverständige am Schluß seines Gutachtens darauf hinweisen, daß die Einholung eines Zweitgutachtens zweckmäßig sei. Insbesondere sollte ein solcher Hinweis in einem Ausschlußfall gegeben werden, wenn der Ausschluß sich auf ein System gründet, über das noch keine umfassenden Erfahrungen genetischer oder technischer Art vorliegen."

Für den gegenwärtigen Zeitpunkt gilt folgendes:

Zum Vaterschaftsausschlußgutachten sind Zweitgutachten bezüglich der Merkmale AB0 und MN nicht mehr erforderlich, da über diese Merkmale langjährige Erfahrungen vorliegen und gute Reagenzien zur Verfügung stehen.

Bezüglich der Rhesus-Blutgruppenmerkmale ist bei den sogenannten „klassischen Ausschlüssen", d. h. wenn das Kind ein Merkmal besitzt, das der Kindesmutter und dem in Anspruch genommenen Mann fehlt (wie im vorliegenden Fall), ein Zweitgutachten nicht mehr erforderlich, vorausgesetzt, daß die Richtlinien für die Ausführung gerichtlicher Blutgruppenuntersuchungen befolgt wurden und der Untersucher sachverständig ist. Auch hier liegen bereits genügend Erfahrungen vor, und geeignete Testreagenzien stehen zur Verfügung.

Ein Zweitgutachten ist jedoch bezüglich der Rhesus-Blutgruppenmerkmale bei den sogenannten „Reinerbigkeitsausschlüssen" erforderlich. Bei diesen Ausschlüssen gründet sich der Ausschluß der Vaterschaft ohne Berücksichtigung des Rhesus-Typs der Kindesmutter auf die Tatsache, daß das Kind und der Mann gegenteilig reinerbig sind, z. B. Kind reinerbig e/e, Mann reinerbig E/E oder umgekehrt. Bei derartigen Reinerbigkeitsausschlüssen könnte die Möglichkeit bestehen, daß die in den letzten Jahren entdeckten Varianten des Rhesus-Systems oder ein Genverlust, also ein Fehlen der Merkmale E und e überhaupt, intervenieren. Auf diese Möglichkeit, zu Fehlschlüssen im Blutgruppengutachten zu kommen, hat das Bundesgesundheitsamt auch bereits in seinem ersten Grundsatzgutachten über den Beweiswert der Rhesus-Merkmale vom 1. 4. 1955 hingewiesen.

Weiterhin ist zur Zeit ein Zweitgutachten bei einem Ausschluß auf Grund des Merkmals Kell, des Merkmals S des MNSs-Blutgruppensytems und auf Grund der Haptoglobine erforderlich, da einige Untersucher zur Zeit bei diesen „neueren" Merkmalen noch nicht über die erforderliche Sicherheit verfügen.

Die Empfehlung von Zweitgutachten generell zu jedem Blutgruppengutachten läge zweifellos im Interesse der Sache, um z. B. ungeeignete „Sachverständige" zu eliminieren. Wegen der Kostenfrage wird sich dieser wünschenswerte Zustand jedoch nicht verwirklichen lassen. Gewissenhafte Sachverständige lassen allerdings von sich aus eine Zweituntersuchung bei einem erfahreneren Kollegen vornehmen.

Die Erfahrung hat gezeigt, daß im MN- und Rhesus-Blutgruppensystem Fehlgutachten vorkommen. Erfahrungsgemäß konzentrieren sich diese auf bestimmte einzelne „Sachverständige". Generell gesehen sind Fehlgutachten sehr selten. Ein Prozentsatz kann nicht angegeben werden, da nur Einzelfälle bekannt wurden, und die Gesamtzahl der erstatteten Gutachten nicht bekannt ist.

Ist eine Einschränkung des Umfanges von Blutgruppengutachten auf ein Blutgruppensystem unter bestimmten Voraussetzungen vertretbar?

Die Kommission zur Neubearbeitung der Richtlinien für die Ausführung gerichtlicher Blutgruppenuntersuchungen hat seinerzeit ausführlich die Frage des Umfanges von Blutgruppengutachten diskutiert. Sie hat einstimmig den Standpunkt vertreten, daß sich ein Blutgruppengutachten auf die gesamte Blutformel der als beweiskräftig anerkannten Blutgruppensysteme auszudehnen hat. Für die Richtlinien wurde die folgende Formulierung ausgearbeitet, die von der Kommission einstimmig gebilligt wurde: „Fordert ein Gericht oder eine Staatsanwaltschaft ein Zweit- oder Obergutachten an, so hat der Sachverständige die Untersuchung — wie in einem Erstgutachten — auf die gesamte Blutformel der jeweilig als beweiskräftig anerkannten Blutgruppensysteme auszudehnen und sein Gutachten entsprechend vollständig abzufassen. Die Beschränkung auf Untersuchungen von Einzelmerkmalen ist weder sachlich noch forensisch-medizinisch tragbar. Das bezieht sich nicht auf die Ergänzung eines bereits erstatteten Gutachtens durch zusätzliche Heranziehung eines bisher noch nicht verwerteten, aber ausnutzbaren Beweismittels."

Dies bedeutet, daß der Sachverständige zur Zeit sein Blutgruppengutachten auf die Bestimmung der Merkmale folgender Blutgruppensysteme auszudehnen hat: AB0-System, A-Untergruppen, die Merkmale M, N und S, das Rhesus-System, das Merkmal Kell und die Haptoglobintypen. Die Bestimmung dieser Merkmale ist bei allen beteiligten Personen erforderlich. Verlangt ein Gericht im späteren Prozeßverlauf die zusätzliche Bestimmung anderer Blutmerkmale, wie zum Beispiel die Bestimmung der Merkmale P oder Duffy^{a}, so ist eine Wiederholung der Bestimmung der Merkmale der übrigen Blutgruppensysteme nicht mehr notwendig, wenn sie auch jeder verantwortungsbewußte Sachverständige unberechnet zur eigenen Sicherheit und zur Sicherung der Identität der Blutproben zusätzlich ausführen wird. Auch bei einem Zweitgutachten sind sämtliche im Erstgutachten untersuchten Blutgruppenmerkmale zu bestimmen.

Zur Begründung dieser Regelung kann folgendes vorgetragen werden:

1. Hat die Kindesmutter tatsächlich nur mit dem Beklagten in der gesetzlichen Empfängniszeit geschlechtlich verkehrt, dann kann man ihn auch mit keinem der verschiedenen Blutgruppensysteme ausschließen, d. h. es müssen ohnehin alle Blutgruppenmerkmale untersucht werden.

2. Liegt Mehrverkehr vor, so bleibt es im allgemeinen nicht bei der Untersuchung des Beklagten. Ist er oder ein Zeuge nicht auszuschließen, so ist ohnehin wie unter 1. die ganze Blutgruppenformel zu bestimmen. Wird jedoch zum Beispiel in einer Einmannsache der Beklagte auf Grund einer Vererbungsunmöglichkeit innerhalb der Merkmale M und N ausgeschlossen, so kann er auch nicht der Vater des Kindes sein. Die Kindesmutter wird also einen anderen Mann als Erzeuger angeben müssen. Es wird zu einem neuen Unterhaltsprozeß kommen, wegen des im ersten Prozeß erwiesenen Mehrverkehrs in den meisten Fällen auch zu einem erneuten Blutgruppengutachten. Waren in dem ersten Blutgruppengutachten von Kind und Kindesmutter z. B. nur die Merkmale ABO und MN bestimmt worden, so müßte die Bestimmung der gesamten Blutformel wie unter 1. wiederholt werden, zumindest dann, wenn der neue Beklagte nicht auszuschließen ist. Da ein Mann letztlich der Erzeuger des Kindes sein muß, wird dieser Zustand zwangsläufig eintreten müssen. Letztlich wird es kostensparender sein, die gesamte Blutgruppenformel sofort zu bestimmen und bei den weiteren Prozessen das erste Gutachten in den

Beiakten heranzuziehen und aus ihm ´die Blutgruppenformel von Kind und Kindesmutter zu entnehmen.

3. Bei der Bestimmung der gesamten Blutgruppenformel ergeben sich im Falle eines Ausschlusses sehr häufig Mehrfachausschlüsse in zwei, drei oder sogar vier Blutgruppensystemen. Dies ist im Interesse der Rechtssicherheit sicher wünschenswerter als ein einfacher Ausschluß.

4. Nicht selten wird in Unterhaltssachen im weiteren Prozeßverlauf ein neuer Mehrverkehrszeuge benannt. In diesem Falle müßte bei lückenhafter Blutgruppenbestimmung in einem bereits vorher erstatteten Gutachten die Bestimmung der Blutgruppen von Kind und Kindesmutter nachgeholt werden.

5. Eine positive Feststellung der Vaterschaft, z. B. nach ESSEN-MÖLLER, wie sie immer häufiger durchgeführt wird, denn mit der Zunahme der beweiskräftigen Blutgruppenmerkmale wird diese Methode immer häufiger anwendbar, ist nur dann möglich, wenn sämtliche Blutgruppenmerkmale der Beteiligten bestimmt sind.

6. Aus einer Unterhaltssache kann sich ein Strafverfahren ergeben, z. B. falsche Aussage oder Verweigerung der Unterhaltszahlung. In diesem Falle könnte der vorher tätig gewordene Sachverständige jetzt vom Strafrichter nach dem Grade der Vaterschaftswahrscheinlichkeit gefragt werden. Die Beantwortung dieser Frage ist wie unter 5. nur möglich, wenn alle Blutgruppenmerkmale bestimmt wurden.

7. Im Falle des Todes oder der Auswanderung eines der Beteiligten ist ein vorher erstattetes Gutachten mit lückenhafter Blutformelbestimmung bei einem erneuten Rechtsstreit nicht mehr zu verwerten.

8. Ein Blutgruppengutachten ist ein ärztliches Gutachten, die Blutgruppenbestimmung eine ärztliche Diagnose. Eine ärztliche Diagnose muß jedoch vollständig sein. So geht es z. B. nicht an, daß bei einem ärztlichen Sachverständigengutachten über die Sehkraft eines Patienten nur die optische Sehkraft geprüft wird ohne die Beschaffenheit des Auges, Hornhaut, Linse und Augenhintergrund zu berücksichtigen.

9. Bei lückenhafter Bestimmung der Blutgruppenformel muß zwangsläufig die Sicherheit der Blutgruppenbestimmung eine Einbuße erleiden. Sehr viele Sachverständige sind gezwungen, als Kontrollblutproben die in den letzten Tagen untersuchten Blutproben zu verwenden. Dies ist jedoch nur dann durchführbar, wenn bei diesen Blutproben die gesamte Blutgruppenformel bestimmt wurde. Andernfalls käme der Sachverständige in die Situation, für bestimmte Blutgruppenmerkmale keine positiven oder negativen Kontrollblutproben zur Verfügung zu haben, wie sie von den Richtlinien aus grundsätzlichen Erwägungen gefordert werden mußten.

10. Es ist bekannt, daß zur Zeit einzelne Untersucher als Sachverständige für gerichtliche Blutgruppenuntersuchungen tätig sind, die jedoch für diese Tätigkeit nicht qualifiziert sind. Diese unbefriedigende Situation läßt sich mit der Zeit nur so bereinigen, daß sich bei Zweitgutachten herausstellt, daß ein bestimmter Gutachter häufig Fehlbestimmungen macht und folglich von der Sachverständigenliste gestrichen werden kann. Die Überprüfbarkeit eines Gutachtens ist natürlich bei vollständig bestimmter Blutgruppenformel weitaus besser möglich als bei einem Gutachten, das sich nur auf ein oder zwei Blutgruppensysteme erstreckt.

11. Eine Beschleunigung der Beweisaufnahme ist bei Beschränkung der Blutgruppenbestimmung auf ein oder zwei Systeme nicht zu erwarten, da ohnehin die gesamte Blutgruppenbestimmung aller Merkmale an einem, längstens zwei Tagen durchgeführt werden muß, solange die Blutproben noch frisch sind.

Es ist möglich, daß die Beschränkung eines Blutgruppengutachtens auf ein oder zwei Blutgruppensysteme zu einer Verbilligung des dem Sachverständigen zu erstattenden Betrages führen könnte. Nach den Überlegungen unter 2., 4., 6. und 7. könnte jedoch auch eine erhebliche Verteuerung der Beweisaufnahme eintreten.

Nach den dargelegten Umständen ist es nicht zu vertreten, eine Beschränkung der Blutgruppenbestimmung auf bestimmte Systeme zu empfehlen. Es muß im Gegenteil gefordert werden, daß ein Blutgruppengutachten die gesamte Blutgruppenformel aller als beweiskräftig anerkannten Blutgruppensysteme enthält.

Beweiswert des indirekten Vaterschaftsausschlusses nach Nijenhuis

Ein Manuskript des Vortrages von NIJENHUIS (Zentrallaboratorium des Blutspendedienstes des Niederländischen Roten Kreuzes, Amsterdam) vor dem 1. Internationalen Kongreß für Humangenetik in Kopenhagen vom 1.—6. August 1956 wurde von NIJENHUIS erbeten und liegt dem Bundesgesundheitsamt vor. Das Manuskript trägt die Überschrift „Probability of paternity in cases where exclusion by bloodgroup tests is not possible“ (Wahrscheinlichkeit der Vaterschaft in Fällen, bei denen ein Ausschluß durch Blutgruppenbestimmung nicht möglich ist). Der Autor geht von der Voraussetzung aus, daß auch in sogenannten Mehrmannsachen häufig ein Ausschluß mehrerer in der Sache beteiligter Männer (Mehrverkehrszeugen) nicht möglich ist, weil die Blutgruppen-Konstellation von Mutter und Kind ungünstig ist, oder weil die Männer zufällig alle die Blutgruppenmerkmale aufweisen, die auch das Kind besitzt.

NIJENHUIS hat nun eine Methode ausgearbeitet, die auf statistischem Wege die Häufigkeit der Erbbilder innerhalb der einzelnen Erscheinungsbilder der Blutgruppenmerkmale der beteiligten Männer in Beziehung setzt zu den Blutgruppenmerkmalen von Mutter und Kind. Die Erbbildhäufigkeit jeder Blutgruppe ist für die meisten Bevölkerungsgruppen der Erde durch Massenuntersuchungen unausgewählter Menschen der betreffenden Gegend untersucht und seit Jahren bekannt (vgl. MOURANT, A. E.: The distribution of the human blood groups (Die Verteilung der menschlichen Blutgruppen), Oxford 1954). Aus den so gefundenen Werten hat man für die betreffende Volksgruppe die Häufigkeit der Erbanlagen (Gene), z. B. 0, A_1, A_2, B, errechnet. Die für das Kind mögliche Erbbild-Kombination eines Mannes wird dividiert durch alle für das betreffende Erscheinungsbild möglichen Erbbild-Häufigkeiten und das Ergebnis multipliziert mit 0,5, wenn die betreffende Erbanlage im betreffenden Erbbild des Mannes einfach vorliegt oder mit 1, wenn die Erbanlage doppelt vorliegt. Die gewonnene Zahl wird in Beziehung gesetzt zu der Ausschlußchance eines beliebigen Mannes.

Der Autor gibt für das AB0-System dabei folgendes Beispiel:

Häufigkeit der Erbanlage (Gen) 0 in Holland = 0,66 (d. h. 66 %)
Häufigkeit der Erbanlage (Gen) A_1 in Holland = 0,21 (d. h. 21 %)
Häufigkeit der Erbanlage (Gen) A_2 in Holland = 0,07 (d. h. 7 %)
Häufigkeit der Erbanlage (Gen) B in Holland = 0,06 (d. h. 6 %)

	Erscheinungsbild	dazugehörige Erbbilder		
Mutter	0	00		
Kind	A_2	A_20	(da Mutter 0)	
Mann 1	A_1	A_1A_1	Vaterschaft unmöglich, da Kind A_2	
		A_1A_2	$0{,}5 \times \frac{A_1A_2}{A_10 + A_1A_1 + A_1A_2}$	= 0,042
		A_10	Vaterschaft unmöglich, da Kind A_2	
Mann 2	A_2	A_20	$0{,}5 \times \frac{A_20}{A_20 + A_2A_2}$	= 0,525
		A_2A_2	$1{,}0 \times \frac{A_2A_2}{A_20 + A_2A_2}$	

Unausgewählter Mann: muß die Erbanlage A_2 haben = 1 x Häufigkeit der Erbanlage A_2 = 0,07.

Im Beispiel errechnet sich für Mann 1 ein Wert von 0,042, für den Mann 2 ein Wert von 0,525 und für einen beliebigen Mann der Wert von 0,07 als Ausdruck der Wahrscheinlichkeit, Vater des betreffenden Kindes zu sein.

Nach dem gleichen Prinzip berechnet Nijenhuis die Wahrscheinlichkeit der Vaterschaft für alle übrigen Blutgruppensysteme, die in Deutschland als beweiskräftig anerkannt sind (z. B. AB0, A_1/A_2, MN, Rhesuskomplex) oder noch keinen absoluten Beweiswert erlangt haben (z. B. S/s, Kell, Fy^a, P und Lu^a).

In einem Beispiel errechnet Nijenhuis folgende Wahrscheinlichkeitswerte für zwei nicht ausschließbare Männer, ein Kind mit der Blutformel A_2 MNss ccDEe K- Fy(a+) P- Lu(a—) gezeugt zu haben:

Mann 1:	A_1	MNS	ccddEe	K+	Fy(a—)	P+	Lu(a+)	
	0,042 ×	0,013 ×	0,016 ×	0,482 ×	0,625 ×	0,167 ×	0,49 =	0,000 00022
Mann 2:	A_2	MNss	ccDEe	K—	Fy(a+)	P—	Lu(a—)	
	0,525 ×	0,50 ×	0,248 ×	1,00 ×	0,860 ×	0,50 ×	1,0 =	0,028
unausgewählter Mann:	0,07 ×	0,14 ×	0,071 ×	0,95 ×	0,775 ×	0,25 ×	0,97 =	0,000 124

Die so errechneten Zahlen setzt Nijenhuis miteinander in Beziehung:

Fall 1: Vater ist Mann 1

Wahrscheinlichkeit des Mannes 1: unausgewähltem Mann =
0,000 000 22 : 0,000 124 =
1 : 518 Wahrscheinlichkeit der Vaterschaft.

Fall 2: Vater ist Mann 2
Wahrscheinlichkeit des Mannes 2: unausgewähltem Mann =
0,028 : 0,000 124 =
226 : 1 Wahrscheinlichkeit der Vaterschaft.

Fall 3: Zwei-Mann-Fall (Vater sind Mann 1 und Mann 2)
Wahrscheinlichkeit des Mannes 1: Mann 2 =
0,000 000 22 : 0,028
1 : 127 000

Nach Nijenhuis ist Mann 2 „höchst wahrscheinlich“ der Vater des Kindes.

Ein ähnliches Verfahren ist in Deutschland seit längerer Zeit bekannt. 1938 gab Essen-Möller ein auf ähnlichem Prinzip beruhendes Verfahren an. Berechnungen der Wahrscheinlichkeit oder Nichtwahrscheinlichkeit einer Vaterschaft nach der Essen-Möller-Formel werden von einigen Sachverständigen in der Bundesrepublik in ihren Blutgruppengutachten vorgenommen. Die Mehrzahl der Sachverständigen lehnt jedoch derartige Verfahren ab. Gelegentlich der Konferenz namhafter Blutgruppenserologen in Frankfurt/Main 1954 wurde festgelegt, daß in solchen Fällen — wenn überhaupt — der Schluß gezogen werden sollte: „Nichtvaterschaft wahrscheinlicher als Vaterschaft“.

Beschränkt man aber die Berechnungen nach Nijenhuis auf die drei Systeme AB0, MN und die Merkmale des Rhesussystems, so kommt man schon auf weniger differente Werte. So imponierend das von Nijenhuis gegebene Beispiel auch erscheinen mag, so darf doch nicht außer acht gelassen werden, daß sich Nijenhuis ein in allen Punkten besonders günstiges Beispiel gewählt hat. Eine für seine Methode so günstige Blutgruppenverteilung zwischen Mutter, Kind und beiden Männern wird in der Praxis selten vorkommen. Außerdem besitzen (bei Beschränkung auf die Systeme AB0, A_1/A_2, MN und CcDdEe) die aufgeführten Merkmalskombinationen in der Gesamtbevölkerung eine gewisse Häufigkeit. So haben ca. 8,83 % aller Deutschen die gleiche Blutformel wie die Kindesmutter des Beispieles, ca. 0,35 % aller Deutschen die gleiche Formel wie Kind und Mann 2 und ca. 0,89 % aller Deutschen haben die Formel wie Mann 1. Unter 3000 Männern hat also immer einer die gleiche Blutformel wie der im Beispiel „mit größter Wahrscheinlichkeit" als Vater „festgestellte" Mann 2. In einer Stadt wie Berlin wären dann ca. 170 Männer „mit größter Wahrscheinlichkeit" der Vater dieses Kindes. Wie soll bewiesen werden, daß außer Mann 2 nicht gerade einer dieser Männer, vielleicht sogar der Bruder des Mannes 2, ebenfalls mit der Kindesmutter verkehrte?

Derartige statistische Manipulationen sind sicher sehr interessant. Aber schon das extrem günstige Beispiel von Nijenhuis zeigt, welche Lücken eine derartige Beweisführung aufweist. Es ist nicht abzustreiten, daß der statistische indirekte Vaterschaftsausschluß bzw. die positive „Vaterschaftsfeststellung" in gewissen Fällen (wie im Beispiel ein Beklagter, ein Mehrverkehrszeuge, im übrigen Mehrverkehr mit Sicherheit auszuschließen) eine Bereicherung des Blutgruppengutachtens in Vaterschaftssachen darstellen kann. Ein *absoluter* Beweiswert wird einem solchen Gutachten jedoch nicht beigemessen werden können. Da die Berechnungen auf „Wahrscheinlichkeiten" aufgebaut sind, kann einem solchen Ausschluß auch nur die Bewertung „Nichtvaterschaft wahrscheinlicher als Vaterschaft" zuerkannt werden.

Anhang

Richtlinien für die Ausführung gerichtlicher Blutgruppenuntersuchungen

Im Jahre 1940 erarbeitete unter Federführung von Fischer das „Preußische Institut für Infektionskrankheiten Robert Koch" im Auftrage des Reichsminister des Innern eine „Arbeitsanweisung für die Ausführung gerichtlicher Blutgruppenuntersuchungen". Es hatte sich als notwendig erwiesen, alle die Gesichtspunkte und die sich aus ihnen ergebenden Einzelheiten darzulegen, die bei der Erstattung einwandfreier Blutgruppengutachten zu beachten sind. So wurden auf 48 Seiten und in einem Anhang von 16 Seiten – von Beispielen erläutert – die notwendigen Voraussetzungen für eine einwandfreie Einsendung von Blutproben, die Blutentnahme, den Identitätsnachweis, die Bearbeitung der Blutprobe, die Vorversuche, die Hauptversuche und Kontrollen, die Fehlerquellen und ihre Vermeidung sowie die Erstattung des Gutachtens bis in alle Einzelheiten geregelt. Die damals vom Reichsminister des Innern zugelassenen und auf einer Liste des Reichsministers der Justiz genannten Sachverständigen mußten sich verpflichten, nach dieser „Arbeitsanweisung" ihre Untersuchungen vorzunehmen.

Die Einführung der „Arbeitsanweisung" trug in der Tat erheblich dazu bei, die Erstattung beweiskräftiger Blutgruppengutachten weitgehend zu sichern. Seither sind nur noch wenige Fehlgutachten bekanntgeworden, soweit sie die Blutgruppen AB0 und die Merkmale M und N betrafen.

Nach dem Kriege weitete sich der Umfang der Blutgruppengutachten durch die Einführung der Rhesus-Merkmale und anderer „neuer" Blutgruppenmerkmale erheblich aus. Es entstand eine dem Jahre 1940 ähnliche Situation. Damit wurde eine Neubearbeitung der „Arbeitsanweisung" dringend notwendig.

Am 16. Oktober 1956 berief das Bundesgesundheitsamt eine Kommission zur Neufassung der „Arbeitsanweisung". Am 15. November 1956 nahm die Kommission, bestehend aus den Sachverständigen Prof. Dr. Dahr, Göttingen, Prof. Dr. Elbel, Bonn, Prof. Dr. Krah, Heidelberg, Dr. Lauer, Hamburg, und Dr. Pettenkofer, Berlin, im Bundesgesundheitsamt ihre Arbeit auf. Die Kommission und das Bundesgesundheitsamt entschlossen sich, die Neufassung in Form von Richtlinien für Sachverständige zu kleiden und auf die Ausführlichkeit der „Arbeitsanweisung" von 1940 zu verzichten. Besonderer Wert wurde jedoch auf die Sicherung der Blutentnahme, der Identität und der Einsendung der Blutproben, die Vorbereitung der Untersuchungen, die Prüfung der Reagenzien, die Hauptversuche und die Kontrollen, die Fehlerquellen und die Erstattung des Gutachtens gelegt. Die neuen Blutgruppensysteme, wie die Rhesus-Merkmale und das Merkmal Kell, wurden in den Richtlinien berücksichtigt.

Die Kommission leitete am 26. Juni 1957 den fertiggestellten Entwurf der „Richtlinien für die Ausführung gerichtlicher Blutgruppenuntersuchungen" der Deutschen Gesellschaft für Gerichtliche Medizin zur Stellungnahme zu. Im Mai wurde er dem Bundesministerium des Innern und über das Bundesministerium der Justiz den Justizverwaltungen der Länder vorgelegt. Aus dem Zusammenwirken aller genannten Stellen entstand die endgültige Fassung, die im Bundesgesundheitsblatt *3* (1960) 184 und im Bundesanzeiger Nr. 106 vom 3. 6. 1960 veröffentlicht worden ist:

Richtlinien für die Ausführung gerichtlicher Blutgruppenuntersuchungen

Die Erstattung zuverlässiger und einwandfreier blutgruppen-serologischer Abstammungsgutachten ist nur unter bestimmten Voraussetzungen gesichert. Diese müssen in der *Person* des Sachverständigen sowie in der Vorbereitung und Durchführung der *Untersuchungen* gegeben sein. Als *Sachverständiger* kommt nur ein auf dem Gebiet der Blutgruppenserologie praktisch erfahrener und wissenschaftlich tätiger Fachmann in Betracht. Die sachlichen Voraussetzungen für die *Vorbereitung* und *Durchführung* der Untersuchungen sind in den nachfolgenden Richtlinien niedergelegt.

I. Auftrag

Der Sachverständige bedarf zur Erstattung eines Blutgruppengutachtens des schriftlichen Auftrages eines Gerichts oder Staatsanwalts, in dem die zu untersuchenden Personen mit Familien- und Vornamen, ladungsfähiger Anschrift und, soweit möglich, mit Geburtstag und -ort zu bezeichnen sind.

II. Blutentnahme, Identifizierung und Einsendung

1. Der Sachverständige soll die Blutprobe selbst entnehmen, wenn nicht den Beteiligten dadurch ein wesentlicher Zeitverlust, ein Verdienstausfall oder größere Reisekosten entstehen. Andernfalls kann er einen anderen Arzt damit beauftragen; dieser ist auf die nachfolgenden Vorschriften besonders hinzuweisen.

2. Es ist empfehlenswert, die Blutproben mit einer Venüle zu entnehmen und diese ganz zu füllen. Bei Erwachsenen sind mindestens 5 cm^3 Vollblut ohne Zusatz erforderlich, bei Kindern möglichst 2 cm^3 Vollblut ohne Zusatz.

Kinder sollen erst nach Erreichung eines Alters von 6 Monaten untersucht werden.

3. Die Blutprobe hat der Arzt, der sie entnimmt, zu *kennzeichnen*. Zu diesem Zweck hat er ein mit dem Namen der zu untersuchenden Person beschriftetes Etikett auf das Blutröhrchen selbst aufzukleben. Es ist empfehlenswert, als Etikett einen Abschnitt eines fortlaufend numerierten zweiteiligen Klebezettels zu verwenden; der zweite Abschnitt mit derselben Nummer ist ebenfalls mit dem Namen der zu untersuchenden Person zu beschriften und auf die Niederschrift über Blutentnahme und Identitätsnachweis aufzukleben. Das Verpackungsmaterial der Blutröhrchen soll keine Aufschriften enthalten. Alte Aufschriften sind unleserlich zu machen. Auf die Verwendung stabilen Verpackungsmaterials ist besonderer Wert zu legen.

Die Person, von der eine Blutprobe entnommen wird, hat durch Unterschrift zu bescheinigen, daß das Blutröhrchen mit dem richtigen Namen bezeichnet worden ist und daß sie in den letzten drei Monaten keine Blutübertragungen erhalten hat. Wird das Blut bei einem Kind entnommen, so sollen diese schriftlichen Erklärungen von der Begleitperson abgegeben werden (vgl. Formblatt im Anhang).

4. Es muß sichergestellt sein, daß die Blutprobe von der Person entnommen wird, von der sie nach Anordnung des Gerichts oder des Staatsanwalts entnommen werden soll. Der die Blutprobe entnehmende Arzt soll sich deshalb nach Möglichkeit einen mit einem Lichtbild versehenen Personalausweis vorlegen lassen und die Unterschrift auf dem Personalausweis mit der nach Nr. 3 zu leistenden Unterschrift vergleichen. Ferner soll er einen Fingerabdruck, bei Kindern einen Fußsohlenabdruck nehmen. Bei Kindern soll weiter das Vorhandensein besonderer Kennzeichen festgestellt werden. Ist die Identität der zur Untersuchung erschienenen Person mit der zu untersuchenden Person nicht zweifelsfrei, so soll der Sachverständige tunlichst die zur Untersuchung erschienene Person und die Parteien gegenüberstellen.

In einer Niederschrift (vgl. Formblatt im Anhang) ist zu vermerken, auf welche Weise der Arzt sich vergewissert hat, daß die Blutprobe von der Person entnommen worden ist, von der sie entnommen werden sollte. Die Niederschrift ist von dem die Blutprobe entnehmenden Arzt zu unterschreiben.

Wenn Zweifel bestehen, ob die Blutprobe von der Person stammt, von der sie entnommen werden sollte, ist eine weitere Blutprobe zu entnehmen. Nur wenn sich eine zweite Blutentnahme nicht durchführen läßt, darf die erste verwertet werden. In dem zu erstattenden Gutachten ist dann auf die bestehenden Zweifel hinzuweisen.

5. Entnimmt ein anderer Arzt die Blutprobe, so hat er sie an die persönliche Anschrift des mit der Ausführung der Blutuntersuchung beauftragten Sachverständigen zu übersenden. Der Sachverständige oder eine zuverlässige Hilfskraft muß sich beim Auspacken der Blutprobe von der richtigen Etikettierung und der ordnungsmäßigen Ausfüllung der nach Nr. 3 und Nr. 4 erforderlichen Niederschriften überzeugen. Beim Auspacken sind das Datum des Eingangs, die Blutmenge und der Zustand der Verpackung zu vermerken.

III. Vorbereitungen und Voraussetzungen der Untersuchungen

1. Vorbereitungen. Es ist dem Sachverständigen freigestellt, ob er die vorbereitende Bearbeitung selbst übernehmen oder diese einer dazu qualifizierten Hilfskraft überlassen will. Der Sachverständige trägt in jedem Falle die Verantwortung. Es muß insbesondere sichergestellt sein, daß Blutproben nicht verwechselt werden. Deswegen sind auch schon die Vorbereitungen am besten in einem Raum zu treffen, in dem keine störend oder ablenkend wirkenden weiteren Untersuchungen vorgenommen werden (abgetrenntes Blutgruppenlaboratorium).

Die Vorbereitungen umfassen:

Anfertigung des Untersuchungsprotokolls;

Trennung der Blutproben in Blutkuchen und Serum;

Kennzeichnung der zur Aufnahme des Serums und der Blutkörperchenaufschwemmungen bestimmten Röhrchen;

Inaktivieren des Serums 30 min bei 56 °C, evtl. Waschen der Blutkörperchen;

Aufschwemmung der Blutkörperchen in geeigneter Konzentration in einem für die angewandte Untersuchungsmethode geeigneten Medium.

Ein Teil der unbehandelten Blutprobe hat möglichst bis zur Beendigung aller Untersuchungen in der Sache im Originalröhrchen zu verbleiben.

2. Voraussetzungen. Sachverständige müssen über ein gut ausgestattetes Laboratorium und über genügendes Vergleichsmaterial verfügen.

Der Sachverständige ist verpflichtet, sich durch eigene Prüfung der Testseren von deren Brauchbarkeit zu überzeugen. Eine periodische Kontrolle der gebrauchsfertigen Serumchargen auf Spezifität und Wirksamkeit ist erforderlich; besondere Hinweise finden sich unter IV. Die Ergebnisse dieser Prüfungen müssen jederzeit nachweisbar sein. Käuflich erworbene Seren muß der Sachverständige ebenfalls auf Spezifität und Wirksamkeit selbst prüfen. Die staatliche oder die von den Firmen vorgenommene Prüfung ist keine ausreichende Garantie für die Verwendbarkeit dieser Testseren.

Es ist nicht empfehlenswert, ohne Grund von der Gebrauchsvorschrift abzuweichen, die der Packung käuflicher Seren von den Firmen beigegeben ist.

Als Kontrollblutproben sollen nur solche Blutproben verwendet werden, bei denen die Befunde nach den für gerichtliche Untersuchungen geltenden Richtlinien ermittelt wurden.

IV. Prüfung der Testseren auf Spezifität und Wirksamkeit

1. Allgemeines

a) Die Testseren sind mit der gleichen Methodik und unter den gleichen Bedingungen auszuwerten, die für den Hauptversuch (vgl. Abschn. V) gelten.

b) Zur Prüfung auf Spezifität ist die Verwendung frischer Blutproben, zur Prüfung auf Wirksamkeit die älterer Blutproben zu empfehlen.

c) Für alle Seren, Extrakte und Reagenzien muß die Spezifität in qualitativen, die Wirksamkeit in quantitativen Vorversuchen gesichert sein.

d) Als Titer wird die letzte noch wirksame Verdünnung des Serums ohne Berücksichtigung der zugesetzten Blutkörperchenaufschwemmung bezeichnet.

e) Das Ansetzen dieser Vorversuche kann durch eine zuverlässige, gewissenhafte Hilfskraft geschehen. Die Ergebnisse müssen jedoch durch den Sachverständigen selbst abgelesen werden.

2. *Testseren Anti-A, Anti-B, Anti-A + B.* Es sind sowohl natürliche ABO-Isoseren als auch hochtitrige Immunseren vorrätig zu halten. Die Testseren müssen bei völliger Spezifität einen Mindesttiter von 1 : 64 gegen A_1 und B und von 1 : 32 gegen A_2 aufweisen. Bei Anti-A + B-Testseren genügt ein Titer von 1 : 32 gegen A_1 und B.

3. *Testseren und Reagenzien für die Merkmale A_1 + A_2*

a) Zur Bestimmung des Merkmals A_1 können verwendet werden:

α) menschliche, natürliche B-Seren, die nach Vorbehandlung gegen A_1 einen Titer von mindestens 1 : 16 aufweisen und mit A_2 nicht reagieren;

β) entsprechend abgesättigte A-spezifische Hammelblut-Ambozeptoren oder menschliche Anti-A-Immunseren;

γ) menschliche A_2B-Seren, die ein Anti-A_1 enthalten. Die ausreichende Wirksamkeit eines solchen Anti-A_1 ist in quantitativen Vorversuchen sicherzustellen;

δ) A_1-spezifische Phytagglutinine; diese dürfen nur zusätzlich verwendet werden.

b) Zur Bestimmung des Merkmals A_2 können verwendet werden:

α) mit A_1B-Blutkörperchen abgesättigte geeignete Tierseren, die A_2-Blutkörperchen mit einem Titer von mindestens 1 : 8 agglutinieren;

β) menschliche Seren mit irregulärem A_2-wirksamem Antikörper, die Blutkörperchen der Blutgruppe A_2 in ausreichender Stärke agglutinieren. Die Spezifität für A_2-Blutkörperchen muß gesichert sein;

γ) A_2-(+ 0-) spezifische Phytagglutinine.

c) Bei der Untersuchung der Merkmale A_1 + A_2 ist eine genaue Kenntnis der benutzten Reagenzien besonders wichtig.

b) Für die indirekte Bestimmung der Merkmale A_1 + A_2 durch Absättigung werden für die Absättigung geeignete normale Seren der Blutgruppe B ververwendet.

4. *Testseren zur Bestimmung der Merkmale M und N*

Hierzu dienen abgesättigte Hetero-Immunseren. Rohseren können auch selbst hergestellt werden. Die ausschließliche Verwendung von käuflichen gebrauchsfertigen M- bzw. N-Reagenzien ist nicht zulässig. Es sind jeweils Chargen aus verschiedenen Rohseren bereitzuhalten. Die gebrauchsfertigen Testseren müssen unter der Zeitdauer und den Bedingungen des Hauptversuchs eine absolute Spezifität und einen Titer von 1 : 8 gegen MN-Blutkörperchen aufweisen.

Die gebrauchsfertigen Testseren sind in kurzen Abständen auf Spezifität und Wirksamkeit zu prüfen. Der Sachverständige muß seine gebrauchsfertigen Seren genau kennen.

5. *Testseren zur Bestimmung der Merkmale C, c, D, E, e*

Für die Untersuchung kommen nur Iso-Immunseren in Frage. Für jedes Merkmal sind mindestens 2 Testseren verschiedener Herkunft zur Verfügung zu halten. Es ist empfehlenswert, komplette und inkomplette Antiseren nebeneinander zu verwenden. Der Sachverständige kann die Testseren selbst gewinnen oder käuflich erwerben.

Die Testseren müssen in der vorliegenden gebrauchsfertigen Form eine starke Agglutination gegen Blutkörperchen zeigen, die das entsprechende Antigen in „einfacher Dosis“ enthalten (mit Ausnahme von Anti-D, weil hier in der Regel zwischen misch- und reinerbig nicht unterschieden werden kann). Die gebrauchsfertigen Testseren sind unter den Bedingungen des Hauptversuchs auf Spezifität gegen verschiedene Blutkörperchen zu prüfen, die das homologe Antigen nicht enthalten, aber insgesamt sämtliche Blutkörperchenmerkmale aller derzeit testbaren Systeme. Außerdem muß das Nichtvorhandensein von Anti-A und Anti-B in den gebrauchsfertigen Testseren garantiert sein. Der Antikörper des Testserums soll also unter den Bedingungen des Hauptversuchs nur dasjenige Merkmal anzeigen, welches mit ihm bestimmt werden soll.

Mindestens eines der gebrauchsfertigen Anti-C-Testseren soll das Merkmal C^W in ausreichender Stärke miterfassen.

Insbesondere bei den Testseren Anti-D ist es empfehlenswert, eine größere Anzahl hochwertiger inkompletter Seren vorrätig zu halten.

Käufliche Seren sind vom Sachverständigen in der gleichen Weise selber zu prüfen, wobei jedoch von jeder Operationsnummer nur eine Probe geprüft zu werden braucht.

6. Testseren zur Bestimmung des Merkmals K (Kell)

Ihre Prüfung auf Spezifität und Wirksamkeit hat sinngemäß nach den für die Testseren gegen die Merkmale C, c, D, E, e festgelegten Bedingungen zu erfolgen.

7. Testseren zur Bestimmung des Merkmals P

Hierfür kommen menschliche oder tierische Normal- oder Immunseren in Betracht. Die Seren müssen spezifisch reagieren und bekannte schwach P-positive Blutkörperchen deutlich erfassen. Sachverständigen, die das Merkmal P für ihr Gutachten bestimmen wollen, wird empfohlen, tierische *und* menschliche Anti-P-Seren vorrätig zu halten.

8. Testseren gegen Merkmale anderer Blutgruppensysteme

sind in der gleichen sorgfältigen Weise entsprechend ihren besonderen Eigenschaften zu prüfen, wenn aus ihrer alleinigen Verwendung für das Gutachten erhebliche Schlüsse gezogen werden sollen.

9. Testseren zur Ausführung des Antiglobulintestes (Coombs-Test)

Antiglobulinseren dürfen gruppen- und artspezifische *Agglutinine* nicht enthalten. Sie sollen gegenüber D-positiven Blutkörperchen, die mit einem inkompletten Anti-D mit niedrigem Titer beladen wurden, unter den Bedingungen des Hauptversuchs einen Titer von mindestens 1 : 500 aufweisen.

10. Häufigkeit der Prüfungen

Hat der Sachverständige laufend gerichtliche Blutgruppenbestimmungen durchzuführen, so genügt es, bei den Testseren für die Merkmale M und N wöchentlich Prüfungen auf Spezifität und Wirksamkeit vorzunehmen. Bei den Testseren für alle anderen Blutgruppenmerkmale sind diese Prüfungen nur etwa alle 2 bis 4 Wochen erforderlich.

Sollten sich bei den laufenden Untersuchungen Anzeichen für eine Wertminderung des Testserums erkennen lassen, so muß eine sofortige Nachprüfung stattfinden. Dies ist insbesondere bei aufgelösten Trockenseren zu beachten.

V. Die Hauptversuche und die Kontrollen

A. Allgemeines

1. Die Hauptversuche sind erst anzusetzen, wenn die Spezifität und Wirksamkeit der Testseren in qualitativen und quantitativen Vorversuchen gesichert sind.

Unabhängig von den vorher vorgenommenen Prüfungen der Testseren sind mit jedem Hauptversuch qualitative Kontrollen mit bekannten Kontrollblutkörperchen anzusetzen. Die im einzelnen notwendigen Kontrollen sind beim Untersuchungsgang für jedes Merkmal aufgeführt.

2. Bevor der Untersucher die Hauptversuche ansetzt, überzeugt er sich von der richtigen Aufstellung des Untersuchungsprotokolls und von der Übereinstimmung der Reihenfolge der Seren und der Blutkörperchenaufschwemmungen mit diesem Protokoll.

3. Der Sachverständige setzt die Hauptversuche entweder allein oder mit einer Hilfskraft an. Er darf die vorbereitende Bearbeitung der Blutproben verläßlichen Hilfskräften überlassen. Er überzeugt sich am besten durch geeignete Stichproben aus den Originalröhrchen, daß die abgetrennten Seren und die Blutkörperchenaufschwemmungen den zu prüfenden Blutproben entstammen. Er muß den Hauptversuch einschließlich der qualitativen Kontrollen selbst ausführen. Es ist zulässig, den Hauptversuch in zwei Parallelversuche aufzuteilen, wobei der eine Versuch durch eine geeignete Hilfskraft selbständig durchgeführt werden kann. Durch ein solches Verfahren kann die Sicherheit der Untersuchung erhöht werden.

4. Für jedes nachzuweisende Blutkörperchenmerkmal sind mindestens zwei Testseren verschiedener Herkunft zu verwenden.

5. Die Ablesung und die Protokollierung erfolgen nicht als Diagnose, vielmehr ist das positive oder negative Resultat der Einzelreaktionen zu protokollieren. Das Agglu-

tinationsresultat sollte grundsätzlich erst nach Abschluß des Befundprotokolls in den Blutgruppenmerkmalbefund übersetzt werden.

6. Aus dem Protokoll muß die Herkunft des Testserums (Name des Spenders oder Firma und Charge des Serums) ersichtlich sein. Es empfiehlt sich, in das Protokoll auch einen Vermerk über die Herkunft der Kontrollblutkörperchen aufzunehmen.

7. Zur Kontrolle sind die zu untersuchenden Blutkörperchen in dem im Hauptversuch verwendeten Suspensionsmedium mit einem sicher antikörperfreien geeigneten AB-Serum anzusetzen. Der Ausfall dieser Reaktion muß einwandfrei negativ sein. An Stelle des AB-Serums kann auch das eigene Serum der Person, von der die Blutprobe entnommen worden ist, verwendet werden.

B. Untersuchung auf die einzelnen Blutkörperchenmerkmale

1. Bestimmung der Merkmale des AB0-Sysems

Die Untersuchung erfolgt durch Feststellung der Blutkörperchen- und der Serumeigenschaften.

Die Untersuchung an den Blutkörperchen wird mit zwei Anti-A-Seren, zwei Anti-B-Seren und mindestens einem Serum Anti-A + B durchgeführt.

Zur Kontrolle der Testseren sind die bei der Überprüfung der Serumeigenschaften verwendeten bekannten Blutkörperchen der Gruppen 0, A_1, A_2 und B mitzuführen.

Bei der Prüfung der Serumeigenschaften ist das zu untersuchende Serum mit bekannten Blutkörperchen der Gruppen 0, A_1, A_2 und B anzusetzen.

Mit welchem der wissenschaftlich als zuverlässig anerkannten Verfahren der Hauptversuch angesetzt wird, bleibt dem Sachverständigen überlassen. Nur solche Blutgruppenmerkmale sind eindeutig bestimmt, bei denen sowohl die Blutkörpercheneigenschaften als auch die danach zu erwartenden Serumeigenschaften einwandfrei ermittelt wurden. Nicht genügend gesicherte Befunde dürfen im Gutachten nicht ohne entsprechenden Hinweis verwendet werden.

2. Bestimmung der Blutkörperchenmerkmale A_1 und A_2

Die Untergruppenbestimmung darf nur mit Seren oder Reagenzien erfolgen, welche die eindeutige Unterscheidung zwischen A_1 und A_2 ermöglichen. Auf das Mitführen der nach den besonderen Umständen erforderlichen Kontrollblutproben ist bei der Agglutinationsreaktion besonderer Wert zu legen.

Die Untersuchung auf die Blutkörperchenmerkmale A_1 bzw. A_2 durch die Agglutination erfolgt mit zwei Anti-A_1-Seren und einem Anti-A_2-Serum oder zwei Anti-A_1-Seren und einer Absättigung mit einem Sedimentvolumen. Beim Agglutinationsversuch ist als Kontrolle eine bekanntes A_1- und ein bekanntes A_2-Blut mitzuführen.

Bei einem Ausschluß erfolgt die abgestufte Absättigung eines Anti-A-Serums mit mehreren verschiedenen Sedimentvolumina unter Mitführung von bekannten A_1- und A_2-Blutkörperchen in den gleichen Sedimentvolumina. Die Austitrierung wird mit A_1-Blutkörperchen vorgenommen. Der Sachverständige soll nur solche Seren verwenden, von denen ihm bekannt ist, daß sie sich zum Absättigungsversuch eignen.

Bei Kindern innerhalb des ersten Lebensjahres können Schwierigkeiten bei der A-Untergruppenbestimmung auftreten. Bei geringsten Zweifeln hat der Sachverständige die A-Untergruppenbefunde nur unter Vorbehalt zu verwerten und eine zweite Untersuchung nach Vollendung des ersten Lebensjahres anzuregen. Eine Nachprüfung erübrigt sich, wenn bei einem Säugling eindeutig A_1 oder A_1B ermittelt wurde.

In seltenen Fällen ist die Untergruppe nicht eindeutig bestimmbar. Dann ist es besser, sich eine gewissenhafte Beschränkung in den gutachtlichen Äußerungen aufzuerlegen, als nicht eindeutige Befunde mitzuteilen. In dem Gutachten ist darzulegen, warum auf die Mitteilung der Befunde verzichtet worden ist.

3. Bestimmung der Merkmale M und N

Sie hat mit mindestens je zwei Testseren Anti-M und Anti-N zu erfolgen. In bestimmten Fällen ist es notwendig, mit möglichst vielen Anti-M- bzw. Anti-N-Testseren zu untersuchen, weil innerhalb des MN-Systems schwache oder defekte Typen vorkommen können. Als Kontrollen der Testseren sind ältere MN-Blutproben und möglichst frische Blutproben M und N zu verwenden.

In Ausschlußfällen sind die erhobenen Befunde durch quantitativ auszuwertende Absättigungsversuche zu sichern. Bei jeder Absättigung ist eine positive (MN) und eine negative (M bzw. N) Kontrolle als quantitativ ausgewertete Absättigung mitzuführen. Nur gesicherte Befunde sollen im Gutachten ausgewertet werden.

4. Bestimmung der Merkmale C, c, D, E, e

Die Wahl der Methodik ist den Sachverständigen freigestellt. Es ist jedoch wünschenswert, daß zwei verschiedene Verfahren angewendet werden. Eines der beiden zur Verwendung kommenden Testseren soll möglichst inkomplette Antikörper, das zweite Testserum komplette Antikörper enthalten. Zur Kontrolle ist jeweils ein Blut mit dem zu untersuchenden homologen Merkmal in „einfacher Dosis" und ein Blut, das das homologe Merkmal nicht enthält, mitzuführen.

Der Sachverständige soll bestrebt sein, in der Reaktion abweichende Merkmale, wie z. B. D^u, mit geeigneten Methoden zu erfassen. Dies gilt insbesondere für Blutproben vom Typ Cc dd ee und cc dd Ee.

Im Falle eines Ausschlusses durch entgegengesetzte Reinerbigkeit der Merkmale C und c (C/C zu c/c) muß auf die Möglichkeit des Vorliegens des Merkmales C^w geachtet werden.

Nur eindeutig ermittelte und gesicherte Befunde sollen im Gutachten ausgewertet werden.

5. Die Bestimmung des Merkmals K (Kell)

erfolgt mit zwei Anti-K-Seren. Als Kontrolle ist ein K-positives und ein K-negatives Blut mitzuführen.

6. Die Bestimmung des Merkmals P

erfolgt mit zwei Anti-P-Seren. Es ist zu empfehlen, je ein tierisches und ein menschliches Anti-P-Serum zu verwenden. Bei Ausschlüssen im P-System müssen die in Frage kommenden Blutproben sämtlich mit denselben Anti-P-Seren untersucht worden sein. Zur Kontrolle sind bekannte schwach P-positive Blutkörperchen und ein bekanntes sicher P-negatives Blut mitzuführen.

Nur gesicherte Befunde dürfen im Gutachten ausgewertet werden; die Blutkörperchen des Kindes müssen im *Ausschlußfall* stark P-positiv reagieren, die der Erwachsenen müssen einwandfrei P-negativ sein. Die beste Sicherung eines P-negativen Befundes ist der Nachweis eines Anti-P im Serum der Person, von der die Blutprobe entnommen worden ist. Bei der Untersuchung auf das Merkmal P und der Auswertung dieser Befunde sollten sich die Sachverständigen vorläufig Zurückhaltung auferlegen.

7. Die gleiche Zurückhaltung gilt für Merkmale anderer in diesen Richtlinien noch nicht genannter Blutgruppensysteme. *Merkmale anderer Systeme* sind sinngemäß nach den für die bisher aufgeführten Blutgruppensysteme geltenden Grundsätzen zu untersuchen.

VI. Fehlerquellen

1. Erfahrungsgemäß sind Fehler durch ungenügende Sicherung der Identität, durch Verwechslung von Blutproben bei der Entnahme oder beim Versand häufiger als Fehler beim Sachverständigen und beim Untersuchungsverfahren.

2. Bei der Verarbeitung der Blutproben im Laboratorium bestehen neben Fehlermöglichkeiten technischer auch solche organisatorischer Art. Deshalb kann keine der bisher genannten Sicherungen außer acht gelassen werden, ohne daß die Gefahr einer Fehlbegutachtung entsteht.

3. Die Wahl der Methodik ist zwar weitgehend freigestellt, doch müssen die zu verwendenden Reagenzien der gewählten Untersuchungstechnik entsprechen. Es gibt aber Fälle, in denen sich die Technik nach den Reagenzien zu richten hat. Zu den Reagenzien gehören auch Kochsalzlösung, Gelatinelösung, AB-Serum o. ä. Der Sachverständige hat sich in Blindversuchen von der einwandfreien Beschaffenheit seiner Reagenzien und der von ihm verwendeten Geräte zu überzeugen.

4. Bei den Untersuchungen selbst können Fehler durch fälschlich positive oder fälschlich negative Reaktionen entstehen. Der Sachverständige muß diese fälschlichen Reaktionen vermeiden oder sie erkennen und berichtigen.

5. Ursachen fälschlich negativer Reaktionen:
   a) nicht genügend wirksame Seren,
   b) Testseren mit Zonenphänomen,
   c) Hämolyse,
   d) ungeeignete Technik (Medium, Zeit, Temperatur),
   e) überaltertes Blut.
6. Ursachen fälschlich positiver Reaktionen:
   a) unspezifische Testseren
   b) Kälte- oder Wärmeautoantikörper,
   c) Pseudoagglutination (Geldrollenbildung),
   d) Panagglutination (Thomsen-Phänomen), insbesondere bei fehlenden Isoantikörpern im Probandenserum,
   e) irreguläre Antikörper im Probandenserum,
   f) ungeeignete Technik (Medium, Zeit, Temperatur),
   g) Eintrocknung.

7. Falsche Ergebnisse können auch durch die Verkennung von abnormen Merkmalen oder von Varianten zustande kommen. Es muß unterschieden werden zwischen serologisch eng umschriebenen Varianten mit feststehender Häufigkeitsverteilung, z. B. C^w oder N_2, und äußerst selten vorkommenden abnormen Merkmalen wie C^u und C^x. Diese abnormen Merkmale sind für den erfahrenen Sachverständigen erkennbar. Sie spielen jedoch wegen ihrer extremen Seltenheit für das Blutgruppengutachten keine Rolle.

8. Fehlbegutachtungen können außerdem durch Schreib-, Hör- und Diktierfehler entstehen.

VII. Das Gutachten

A. Das Blutgruppengutachten muß enthalten:

1. Eine gehörige Bezeichnung der Sache, eine Bezugnahme auf das Ersuchen des Gerichts oder der Staatsanwaltschaft.

2. Eine Stellungnahme zur Identitätssicherung. Die Identitätsnachweise sind dem Gutachten beizufügen, und es ist ausdrücklich auf sie hinzuweisen.

3. Die Daten der Blutentnahme und das Datum der Untersuchung der jeweiligen Blutprobe.

4. Die Untersuchungsergebnisse und die Auswertung der Befunde.

   a) Im Interesse einer einheitlichen Gutachtenerstattung ist es dringend erwünscht, die Befunde in der Reihenfolge
      1. Kind,
      2. Kindesmutter,
      3. Beklagter oder Kläger,
      4. weitere Personen

      anzuordnen.
   b) Die Reihenfolge der Blutkörperchenmerkmalsysteme ist: ABO-System mit A-Untergruppen, MN-System, CDE-System, Kell-System usw.
   c) Es sollte grundsätzlich die Formulierung *„Merkmale des Systems oder der Systeme"* angewandt werden.
   d) Im ABO-System wird der Befund durch Angabe der Blutkörperchenmerkmale ohne zusätzliche Angabe der Serumeigenschaft mitgeteilt.
   e) Im MN-System soll der Befund nicht die Genotyp-Bezeichnung enthalten. Der Befund wird durch die Merkmalbezeichnung M, MN oder N wiedergegeben.
   f) Im CDE-System ist die CDE-Nomenklatur zu verwenden in der Reihenfolge C, c, D, d, E und e. Plus- und Minuszeichen sind tunlichst zu vermeiden.

      Beispiele:

      cc dd ee
      Cc D. ee
      Cc D. Ee
      CC D. ee

Die Nomenklatur nach *Wiener* kann zusätzlich verwendet werden.

g) Wurde ein Merkmalbefund durch Absättigungsversuch gesichert, so ist dies im Gutachten mitzuteilen.

h) Art der Erörterung und Beurteilung der Befunde ist dem Sachverständigen freigestellt.

i) In dem Gutachten ist zu vermerken, ob ein indirekter Vaterschaftsausschluß empfehlenswert ist. Das Gericht ist darauf hinzuweisen, daß ein indirekter Vaterschaftsausschluß nur dann gilt, wenn die blutsmäßige Abstammung der in Frage stehenden Personen unzweifelhaft ist.

5. Bewertung: Nur wenn die serologischen Befunde völlig eindeutig sind und der Erbgang des betreffenden Merkmals statistisch gesichert ist, kann die Vaterschaft im Ausschlußfall als „offenbar unmöglich" bezeichnet werden. In allen übrigen Ausschlußfällen soll die Vaterschaft nur als „sehr unwahrscheinlich" bzw. „unwahrscheinlich" bezeichnet werden. Andere Formulierungen sollten nicht mehr verwendet werden.

6. Das Gutachten schließt mit der eigenhändigen Unterschrift des Sachverständigen und der Versicherung, daß bei den Untersuchungen die Richtlinien für die Ausführung gerichtlicher Blutgruppenuntersuchungen des Bundesgesundheitsamtes eingehalten worden sind.

B. In geeigneten Fällen wird der Sachverständige am Schluß seines Gutachtens darauf hinweisen, daß die Einholung eines Zweitgutachtens zweckmäßig sei. Insbesondere sollte ein solcher Hinweis in einem Ausschlußfall gegeben werden, wenn der Ausschluß sich auf ein System gründet, über das noch keine umfassenden Erfahrungen genetischer oder technischer Art vorliegen.

Ergeben sich im Falle eines Zweitgutachtens Differenzen in den serologischen Ergebnissen oder Unklarheiten in der Deutung der Befunde, die nicht durch Zusammenarbeit der beiden Sachverständigen geklärt werden können, so kommt ein Obergutachten in Betracht. Zur Erstattung eines Obergutachtens sollte nur ein wissenschaftlich allgemein anerkannter Fachgelehrter ausgewählt werden.

Fordert ein Gericht oder eine Staatsanwaltschaft ein Zweit- oder Obergutachten an, so hat der Sachverständige die Untersuchung — wie in einem Erstgutachten — auf die gesamte Blutformel der jeweilig als beweiskräftig anerkannten Blutgruppensysteme auszudehnen und sein Gutachten entsprechend vollständig abzufassen. Die Beschränkung auf Untersuchungen von Einzelmerkmalen ist weder sachlich noch forensisch-medizinisch tragbar. Das bezieht sich nicht auf die Ergänzung eines bereits erstatteten Gutachtens durch zusätzliche Heranziehung eines bisher noch nicht verwerteten, aber ausnutzbaren Beweismittels.

(Raum für Stempel des die Blutentnahme durchführenden Gesundheitsamtes, Institutes, Arztes, usw.)

Anlage

......................, den .... 19..

Niederschrift über Blutentnahme und Identitätsnachweis

in Sachen .... gegen ....

wegen ....

Gericht ....

Aktenzeichen .... Beweisbeschluß ....

Am .... erschien(en) hier auf Aufforderung:

1. Herr/Frau/Frl. ....

   geboren am .... in ....

   wohnhaft in ....

   Ausweis ....

2. Kind ....

   geboren am .... in ....

   Ausweis ....

   besondere Kennzeichen ....

Hiermit bestätige ich durch meine Unterschrift:

1. Daß ich die unter 1. genannte Person bin.
2. Daß das mitgebrachte Kind das unter 2. genannte Kind .... ist.
3. Daß in meiner Gegenwart die mit den richtigen Namen ausgefüllten Zettel auf die entsprechenden Blutentnahmegefäße geklebt wurden.
4. daß ich — und das Kind — in den letzten 3 Monaten keine Blutübertragung bekommen habe(n)/hat.

....

Unterschrift

Raum für Finger(fuß)abdruck (linker Daumen, bei Kindern linker Fuß)

Von der Identität der unter 1. genannten Person habe ich mich überzeugt durch

1. Vergleich der vor mir abgegebenen Unterschrift mit der des Personalausweises,
2. Gegenüberstellung mit ....
3. ....

....

Unterschrift *und Stempel* des Arztes

An den Sachverständigen ....

....